Lihtne India köök algajatele 2023

Koduste India traditsiooniliste retseptide oluline juhend

Ljudmila Puusepp

Sisukord

Köögiviljakotletid

Teeb 12

Koostisained

2 spl noolejuure pulbrit

4-5 suurt kartulit, keedetud ja riivitud

1 spl rafineeritud taimeõli pluss lisa praadimiseks

125 g/4½ untsi besaani*

25 g/vähe 1 unts värsket kookospähklit, riivitud

4-5 india pähklit

3-4 rosinat

125 g/4½ untsi külmutatud herneid, keedetud

2 tl kuivatatud granaatõunaseemneid

2 tl jämedalt jahvatatud koriandrit

1 tl apteegitilli seemneid

½ tl jahvatatud musta pipart

½ tl tšillipulbrit

1 tl amchoor*

½ tl kivisoola

Soola maitse järgi

meetod

- Sõtku kokku noolejuur, kartul ja 1 spl õli. Kõrvale panema.
- Täidise valmistamiseks sega ülejäänud ained, välja arvatud õli.
- Jaga kartulitainas ümmargusteks pätsikesteks. Aseta iga pätsi keskele lusikatäis täidist. Sulgege need nagu kott ja tasandage.
- Kuumuta kastrulis ülejäänud õli. Prae pätsikesed madalal kuumusel kuldpruuniks. Serveeri kuumalt.

Idandatud oad Bhel

(Maolane suupiste idandatud ubadega)

Serveerib 4

Koostisained

100 g/3½ untsi idandatud mungobe, keedetud

250g/9oz kaala chana*, keedetud

3 suurt kartulit, keedetud ja tükeldatud

2 suurt tomatit, peeneks hakitud

1 keskmise suurusega sibul, hakitud

Soola maitse järgi

Kaunistuseks:

2 spl piparmündi chutney

2 spl kuuma ja magusat mangotšatnit

4-5 spl jogurtit

100 g/3½ untsi kartulikrõpse, purustatud

10 g/¼ untsi koriandri lehti, hakitud

meetod

- Sega kõik ained omavahel, välja arvatud garneeringu ained.
- Kaunista koostisainete nimekirjas olevas järjekorras. Serveeri kohe.

Aloo Kachori

(Praetud kartuli pelmeen)

Teeb 15

Koostisained

350 g/12 untsi täisterajahu

1 spl rafineeritud taimeõli pluss lisa friteerimiseks

1 tl ajowani seemneid

Soola maitse järgi

5 kartulit, keedetud ja püreestatud

2 tl tšillipulbrit

1 spl koriandri lehti, hakitud

meetod

- Sõtku jahu, 1 spl õli, ajowani seemned ja sool kokku. Jaga laimisuurusteks pallideks. Tasandage igaüks oma peopesade vahel ja asetage kõrvale.
- Sega omavahel kartulid, tšillipulber, koriandrilehed ja veidi soola.
- Asetage osa sellest segust iga pätsi keskele. Tihendage, pigistades servad kokku.
- Kuumuta pannil õli. Prae kachoris keskmisel kuumusel kuldpruuniks. Nõruta ja serveeri kuumalt.

Dieet Dosa

(dieetkrepp)

Teeb 12

Koostisained

300g/10oz mung dhal*, leotatud 250 ml/8fl untsi vees 3-4 tundi

3-4 rohelist tšillit

2,5 cm ingveri juur

100 g/3½ untsi manna

1 spl hapukoort

50 g/1¾oz koriandrilehti, hakitud

6 karrilehte

Rafineeritud taimeõli määrimiseks

Soola maitse järgi

meetod

- Sega dhal rohelise tšilli ja ingveriga. Jahvatage kokku.
- Lisa manna ja hapukoor. Sega hästi. Lisa koriandrilehed, karrilehed ja nii palju vett, et tekiks paks tainas.

- Määri lame pann rasvaga ja kuumuta. Vala sellele 2 spl tainast ja aja lusikaseljaga laiali. Keeda 3 minutit madalal kuumusel. Pöörake ja korrake.
- Korrake ülejäänud taigna puhul. Serveeri kuumalt.

Nutri rull

Teeb 8-10

Koostisained

200 g/7 untsi spinatit, peeneks hakitud

1 porgand, peeneks hakitud

125 g/4½ untsi külmutatud herneid

50g/1¾oz idandatud mungoad

3-4 suurt kartulit, keedetud ja püreestatud

2 suurt sibulat, peeneks hakitud

½ tl ingveripastat

½ tl küüslaugupastat

1 roheline tšilli, peeneks hakitud

½ tl amchoor*

Soola maitse järgi

½ tl tšillipulbrit

3 spl koriandrilehti, peeneks hakitud

Rafineeritud taimeõli madalaks praadimiseks

8-10 chapattit

2 spl kuuma ja magusat mangotšatnit

meetod

- Aurutage spinat, porgand, herned ja mungoad kokku.
- Sega aurutatud köögiviljad kartuli, sibula, ingveripasta, küüslaugupasta, rohelise tšilli, amchoori, soola, tšillipulbri ja koriandrilehtedega. Sõtku korralikult ühtlaseks seguks.
- Vormi segust väikesed kotletid.
- Kuumuta potis õli. Prae kotletid madalal kuumusel kuldpruuniks. Nõruta ja tõsta kõrvale.
- Määri chapatti peale kuuma ja magusat mangochutneyt. Aseta keskele kotlet ja rulli chapatti kokku.
- Korrake kõigi chapattide puhul. Serveeri kuumalt.

Sabudana Palak Doodhi Uttapam

(Saago, spinat ja pudelkõrvitsa pannkook)

Teeb 20

Koostisained

1 tl toor dhal*

1 tl mung dhal*

1 tl urad ube*

1 tl masoor dhal*

3 tl riisi

100 g/3½ untsi saagot, jämedalt jahvatatud

50 g/1¾oz spinatit, aurutatud ja jahvatatud

¼ pudeli kõrvitsat*, riivitud

125 g/4½ untsi besaani*

½ tl jahvatatud köömneid

1 tl piparmündilehti, peeneks hakitud

1 roheline tšilli, peeneks hakitud

½ tl ingveripastat

Soola maitse järgi

100 ml / 3½ fl untsi vett

Rafineeritud taimeõli praadimiseks

meetod

- Jahvatage kokku toor dhal, mung dhal, urad oad, masoor dhal ja riis. Kõrvale panema.
- Leota saagot 3-5 minutit. Nõruta täielikult.
- Sega jahvatatud dhali ja riisi seguga.
- Lisage spinat, pudelkõrvits, besan, jahvatatud köömned, piparmündilehed, roheline tšilli, ingveripasta, sool ja nii palju vett, et tekiks paks tainas. Tõsta 30 minutiks kõrvale.
- Määri praepann rasvaga ja kuumuta. Vala pannile 1 spl tainast ja aja lusikaseljaga laiali.
- Katke ja küpseta keskmisel kuumusel, kuni alumine külg on helepruun. Pöörake ja korrake.
- Korrake ülejäänud taigna puhul. Serveeri kuumalt tomatiketšupi või rohelise kookospähkli chutneyga

Poha

Serveerib 4

Koostisained

150 g / 5½ untsi poha*

1½ spl rafineeritud taimeõli

½ tl köömneid

½ tl sinepiseemneid

1 suur kartul, peeneks hakitud

2 suurt sibulat, peeneks viilutatud

5-6 rohelist tšillit, peeneks hakitud

8 karrilehte, jämedalt hakitud

¼ tl kurkumit

45 g/1½ untsi röstitud maapähkleid (valikuline)

25 g/vähe 1 unts värsket kookospähklit, riivitud või kraabitud

10 g/¼ untsi koriandri lehti, peeneks hakitud

1 tl sidrunimahla

Soola maitse järgi

meetod

- Pese poha hästi. Tühjendage vesi täielikult ja asetage poha 15 minutiks kurni kõrvale.
- Lõdvendage õrnalt poha tükid sõrmedega. Kõrvale panema.
- Kuumuta potis õli. Lisa köömned ja sinepiseemned. Laske neil 15 sekundit pritsida.
- Lisa tükeldatud kartulid. Prae keskmisel kuumusel segades 2-3 minutit. Lisa sibul, roheline tšilli, karrilehed ja kurkum. Küpseta, kuni sibulad on läbipaistvad. Tõsta tulelt.
- Lisa poha, röstitud maapähklid ja pool riivitud kookospähkli- ja koriandrilehtedest. Sega korralikult läbi.
- Piserdage sidrunimahla ja soola. Keeda tasasel tulel 4-5 minutit.
- Kaunista ülejäänud kookose- ja koriandrilehtedega. Serveeri kuumalt.

Köögiviljakotlet

Teeb 10-12

Koostisained

2 sibulat, peeneks hakitud

5 küüslauguküünt

¼ tl apteegitilli seemneid

2-3 rohelist tšillit

10 g/¼ untsi koriandri lehti, peeneks hakitud

2 suurt porgandit, peeneks hakitud

1 suur kartul, peeneks hakitud

1 väike peet, peeneks hakitud

50 g/1¾oz prantsuse ube, peeneks hakitud

50g/1¾oz rohelisi herneid

900 ml / 1½ pint vett

Soola maitse järgi

¼ tl kurkumit

2-3 spl besaani*

1 spl rafineeritud taimeõli pluss lisa friteerimiseks

50g/1¾oz riivsaia

meetod

- Jahvatage 1 sibul, küüslauk, apteegitilli seemned, roheline tšilli ja koriandri lehed ühtlaseks pastaks. Kõrvale panema.
- Sega kastrulis porgand, kartul, punapeet, oad ja herned omavahel. Lisa 500ml/16fl oz vett, sool ja kurkum ning küpseta keskmisel kuumusel, kuni köögiviljad on pehmed.
- Püreesta köögiviljad põhjalikult ja tõsta kõrvale.
- Sega besan ja ülejäänud vesi ühtlaseks taignaks. Kõrvale panema.
- Kuumuta potis 1 spl õli. Lisa ülejäänud sibul ja prae läbipaistvaks.
- Lisa sibula-küüslaugupasta ja prae minut aega keskmisel kuumusel pidevalt segades.
- Lisage köögiviljapüree ja segage hoolikalt.
- Tõsta pliidilt ja tõsta kõrvale jahtuma.
- Jagage see segu 10-12 palliks. Kotletite tegemiseks lapike peopesade vahel.
- Kasta pätsikesed taignasse ja veereta riivsaias.
- Kuumuta pannil õli. Prae pätsikesed mõlemalt poolt madalaks kuldpruuniks.
- Serveeri kuumalt koos ketšupiga.

Sojaoad Uppit

(Sojaoa suupiste)

Serveerib 4

Koostisained

1½ spl rafineeritud taimeõli

½ tl sinepiseemneid

2 rohelist tšillit, peeneks hakitud

2 punast tšillit, peeneks hakitud

Näputäis asafoetida

1 suur sibul, peeneks hakitud

2,5 cm ingveri juur, julieneeritud

10 küüslauguküünt, peeneks hakitud

6 karrilehte

100 g/3½ untsi sojaoa manna*, kuivröstitud

100 g/3½ untsi manna, kuivröstitud

200 g / 7 untsi herneid

500 ml / 16fl untsi kuuma vett

¼ tl kurkumit

1 tl suhkrut

1 tl soola

1 suur tomat, peeneks hakitud

2 spl koriandrilehti, peeneks hakitud

15 rosinat

10 india pähklit

meetod

- Kuumuta potis õli. Lisa sinepiseemned. Laske neil 15 sekundit pritsida.
- Lisa roheline tšilli, punane tšilli, asafoetida, sibul, ingver, küüslauk ja karrilehed. Prae keskmisel kuumusel 3-4 minutit, sageli segades.
- Lisa sojaoa manna, manna ja herned. Küpseta, kuni mõlemad manna liigid muutuvad kuldpruuniks.
- Lisa kuum vesi, kurkum, suhkur ja sool. Küpseta keskmisel kuumusel, kuni vesi kuivab.
- Kaunista tomati, koriandri lehtede, rosinate ja india pähklitega.
- Serveeri kuumalt.

Upma

(Manna hommikusöögiroog)

Serveerib 4

Koostisained

1 spl ghee

150 g/5½ untsi manna

1 spl rafineeritud taimeõli

¼ tl sinepiseemneid

1 tl urad dhal*

3 rohelist tšillit, pikisuunas lõigatud

8-10 karrilehte

1 keskmise suurusega sibul, peeneks hakitud

1 keskmise suurusega tomat, peeneks hakitud

750 ml / 1¼ pint vett

1 kuhjaga tl suhkrut

Soola maitse järgi

50g/1¾oz konservherneid (valikuline)

25 g/vähe 1 untsi koriandrilehti, peeneks hakitud

meetod

- Kuumuta ghee pannil. Lisa manna ja prae sageli segades, kuni manna muutub kuldpruuniks. Kõrvale panema.
- Kuumuta potis õli. Lisa sinepiseemned, urad dhal, roheline tšilli ja karrilehed. Prae kuni urad dhal muutub pruuniks.
- Lisa sibul ja prae tasasel tulel läbipaistvaks. Lisa tomat ja prae veel 3-4 minutit.
- Lisa vesi ja sega hästi. Keeda keskmisel kuumusel, kuni segu hakkab keema. Sega põhjalikult.
- Lisa suhkur, sool, manna ja herned. Sega hästi.
- Keeda tasasel tulel pidevalt segades 2-3 minutit.
- Kaunista koriandri lehtedega. Serveeri kuumalt.

Vermicelli Upma

(Vermišelli sibulaga)

Serveerib 4

Koostisained

3 spl rafineeritud taimeõli

1 tl mung dhal*

1 tl urad dhal*

¼ tl sinepiseemneid

8 karrilehte

10 maapähklit

10 india pähklit

1 keskmine kartul, peeneks hakitud

1 suur porgand, peeneks hakitud

2 rohelist tšillit, peeneks hakitud

1 cm/½ ingverijuures, peeneks hakitud

1 suur sibul, peeneks hakitud

1 tomat, peeneks hakitud

50g/1¾oz külmutatud herneid

Soola maitse järgi

1 liiter/1¾ pint vett

200 g/7 untsi vermišelli

2 spl ghee

meetod

- Kuumuta potis õli. Lisa mung dhal, urad dhal, sinepiseemned ja karrilehed. Laske neil 30 sekundit pritsida.
- Lisa maapähklid ja india pähklid. Prae keskmisel kuumusel kuldpruuniks.
- Lisa kartul ja porgand. Prae 4-5 minutit.
- Lisa tšilli, ingver, sibul, tomat, herned ja sool. Küpseta keskmisel kuumusel, sageli segades, kuni köögiviljad on pehmed.
- Lisa vesi ja kuumuta keemiseni. Sega põhjalikult.
- Pidevalt segades lisage vermišelli, et ei tekiks tükke.
- Kata kaanega ja keeda tasasel tulel 5-6 minutit.
- Lisage ghee ja segage hästi. Serveeri kuumalt.

Bonda

(kartulikarbonaad)

Teeb 10

Koostisained

5 spl rafineeritud taimeõli pluss lisa friteerimiseks

½ tl sinepiseemneid

2,5 mm/1 tolli ingverijuur, peeneks hakitud

2 rohelist tšillit, peeneks hakitud

50 g/1¾oz koriandrilehti, peeneks hakitud

1 suur sibul, peeneks hakitud

4 keskmise suurusega kartulit, keedetud ja püreestatud

1 suur porgand, peeneks hakitud ja keedetud

125 g/4½ untsi konservherneid

Näputäis kurkumit

Soola maitse järgi

1 tl sidrunimahla

250 g/9 untsi besaani*

200 ml / 7fl untsi vett

½ tl küpsetuspulbrit

meetod

- Kuumuta potis 4 spl õli. Lisa sinepiseemned, ingver, roheline tšilli, koriandrilehed ja sibul. Prae keskmisel kuumusel aeg-ajalt segades, kuni sibul muutub pruuniks.
- Lisa kartul, porgand, herned, kurkum ja sool. Keeda tasasel tulel 5-6 minutit, aeg-ajalt segades.
- Piserdage sidrunimahlaga ja jagage segu 10 palliks. Kõrvale panema.
- Taigna valmistamiseks segage besan, vesi ja küpsetuspulber 1 spl õliga.
- Kuumuta potis õli. Kasta iga kartulipall taignasse ja prae keskmisel kuumusel kuldpruuniks.
- Serveeri kuumalt.

Vahetu Dhokla

(Aurutatud soolane kiirkook)

Teeb 15-20

Koostisained

250 g/9 untsi besaani*

1 tl soola

2 spl suhkrut

2 spl rafineeritud taimeõli

½ spl sidrunimahla

240 ml / 8fl untsi vett

1 spl küpsetuspulbrit

1 tl sinepiseemneid

2 rohelist tšillit, pikisuunas lõigatud

Paar karrilehte

1 spl vett

2 spl koriandrilehti, peeneks hakitud

1 spl värsket kookospähklit, riivitud

meetod

- Sega besan, sool, suhkur, 1 spl õli, sidrunimahl ja vesi ühtlaseks taignaks.
- Määri 20cm/8tolline ümmargune koogivorm.
- Lisa taignale küpsetuspulber. Sega korralikult läbi ja vala kohe võiga määritud vormi. Aurutage 20 minutit.
- Torka kahvliga läbi, et kontrollida, kas see on valmis. Kui kahvel puhtalt välja ei tule, aurutage uuesti 5-10 minutit. Kõrvale panema.
- Kuumuta kastrulis ülejäänud õli. Lisa sinepiseemned. Laske neil 15 sekundit pritsida.
- Lisa rohelised tšillid, karrilehed ja vesi. Keeda tasasel tulel 2 minutit.
- Valage see segu dhoklale ja laske sellel vedelikku imada.
- Kaunista koriandrilehtede ja riivitud kookospähkliga.
- Lõika ruutudeks ja serveeri piparmündichutneyga

Dhal Maharani

(Mustad läätsed ja oad)

Serveerib 4

Koostisained

150 g / 5½ untsi urad dhali*

2 spl ube

1,4 liitrit / 2½ pint vett

Soola maitse järgi

1 spl rafineeritud taimeõli

½ tl köömneid

1 suur sibul, peeneks hakitud

3 keskmise suurusega tomatit, tükeldatud

1 tl ingveripastat

½ tl küüslaugupastat

½ tl tšillipulbrit

½ tl garam masala

120 ml/4fl oz värske ühevärviline kreem

meetod

- Leota urad dhal ja oad koos üleöö. Nõruta ja keeda koos vee ja soolaga kastrulis keskmisel kuumusel 1 tund. Kõrvale panema.
- Kuumuta potis õli. Lisa köömned. Laske neil 15 sekundit pritsida.
- Lisa sibul ja prae keskmisel kuumusel kuldpruuniks.
- Lisa tomatid. Sega hästi. Lisa ingveripasta ja küüslaugupasta. Prae 5 minutit.
- Lisa keedetud dhal ja ubade segu, tšillipulber ja garam masala. Sega hästi.
- Lisa koor. Hauta 5 minutit, sageli segades.
- Serveeri kuumalt naani või aurutatud riisiga

Milagu Kuzhambu

(Punane gramm jaotatud piprakastmes)

Serveerib 4

Koostisained

2 tl ghee

2 tl koriandri seemneid

1 spl tamarindipastat

1 tl jahvatatud musta pipart

¼ tl asafoetida

Soola maitse järgi

1 spl toor dhal*, keedetud

1 liiter/1¾ pint vett

¼ tl sinepiseemneid

1 roheline tšilli, hakitud

¼ tl kurkumit

10 karrilehte

meetod

- Kuumuta kastrulis paar tilka gheed. Lisa koriandriseemned ja prae keskmisel kuumusel 2 minutit. Jahutage ja jahvatage.
- Sega suures kastrulis tamarindipasta, pipra, asafoetida, soola ja dhaliga.
- Lisa vesi. Sega korralikult läbi ja kuumuta keskmisel kuumusel keemiseni. Kõrvale panema.
- Kuumuta kastrulis ülejäänud ghee. Lisa sinepiseemned, roheline tšilli, kurkum ja karrilehed. Laske neil 15 sekundit pritsida.
- Lisage see dhalile. Serveeri kuumalt.

Dhal Hariyali

(lehtköögiviljad lõhestatud Bengali grammiga)

Serveerib 4

Koostisained

300g/10oz toor dhal*

1,4 liitrit / 2½ pint vett

Soola maitse järgi

2 spl ghee

1 tl köömneid

1 sibul, peeneks hakitud

½ tl ingveripastat

½ tl küüslaugupastat

½ tl kurkumit

50 g/1¾oz spinatit, tükeldatud

10 g/¼ untsi lambaläätse lehti, peeneks hakitud

25 g/vähe 1 untsi koriandri lehti

meetod

- Keeda dhali koos vee ja soolaga kastrulis 45 minutit, sageli segades. Kõrvale panema.
- Kuumuta ghee potis. Lisa köömned, sibul, ingveripasta, küüslaugupasta ja kurkum. Prae 2 minutit tasasel tulel pidevalt segades.
- Lisa spinat, lambaläätse lehed ja koriandri lehed. Sega hästi ja hauta 5-7 minutit.
- Serveeri kuumalt koos aurutatud riisiga

Dhalcha

(Bengali grammi jaotatud lambaliha)

Serveerib 4

Koostisained

150 g / 5½ untsi chana dhal*

150 g/5½ untsi toor dhal*

2,8 liitrit / 5 pinti vett

Soola maitse järgi

2 spl tamarindipastat

2 spl rafineeritud taimeõli

4 suurt sibulat, hakitud

5 cm/2 tolli ingveri juur, riivitud

10 küüslauguküünt, purustatud

750 g/1 nael 10 untsi lambaliha, tükeldatud

1,4 liitrit / 2½ pint vett

3-4 tomatit, tükeldatud

1 tl tšillipulbrit

1 tl kurkumit

1 tl garam masala

20 karrilehte

25 g/vähe 1 untsi koriandrilehti, peeneks hakitud

meetod

- Keeda dhalid vee ja soolaga 1 tund keskmisel kuumusel. Lisa tamarindipasta ja püreesta hästi. Kõrvale panema.
- Kuumuta potis õli. Lisa sibul, ingver ja küüslauk. Prae keskmisel kuumusel pruuniks. Lisa lambaliha ja sega pidevalt pruuniks.
- Lisa vesi ja hauta, kuni lambaliha on pehme.
- Lisa tomatid, tšillipulber, kurkum ja sool. Sega hästi. Küpseta veel 7 minutit.
- Lisa dhal, garam masala ja karrilehed. Sega hästi. Hauta 4-5 minutit.
- Kaunista koriandri lehtedega. Serveeri kuumalt.

Tarkari Dhalcha

(Bengali grammi tükki köögiviljadega)

Serveerib 4

Koostisained

150 g / 5½ untsi chana dhal*

150 g/5½ untsi toor dhal*

Soola maitse järgi

3 liitrit / 5¼ pint vett

10 g/¼ untsi piparmündilehti

10 g/¼ untsi koriandri lehti

2 spl rafineeritud taimeõli

½ tl sinepiseemneid

½ tl köömneid

Näputäis lambaläätse seemneid

Näputäis kalonji seemneid*

2 kuiva punast tšillit

10 karrilehte

½ tl ingveripastat

½ tl küüslaugupastat

½ tl kurkumit

1 tl tšillipulbrit

1 tl tamarindipastat

500 g/1 nael 2 untsi kõrvitsat, peeneks tükeldatud

meetod

- Keeda mõlemat dhali soola, 2,5 liitri/4 pinti vee ning poole piparmündi ja koriandriga kastrulis keskmisel kuumusel 1 tund. Jahvata paksuks pastaks. Kõrvale panema.
- Kuumuta potis õli. Lisa sinep, köömned, lambaläätse ja kalonji seemned. Laske neil 15 sekundit pritsida.
- Lisa punane tšilli ja karrilehed. Prae keskmisel kuumusel 15 sekundit.
- Lisa dhal-pasta, ingveripasta, küüslaugupasta, kurkum, tšillipulber ja tamarindipasta. Sega hästi. Küpseta keskmisel kuumusel, sageli segades, 10 minutit.
- Lisa ülejäänud vesi ja kõrvits. Hauta, kuni kõrvits on küps.
- Lisa ülejäänud piparmündi- ja koriandrilehed. Küpseta 3-4 minutit.
- Serveeri kuumalt.

Dhokar Dhalna

(Praaditud Dhali kuubikud karris)

Serveerib 4

Koostisained

600 g / 1 nael 5 untsi chana dhal*, leotatud üleöö

120 ml / 4 fl untsi vett

Soola maitse järgi

4 spl rafineeritud taimeõli pluss lisa friteerimiseks

3 rohelist tšillit, hakitud

½ tl asafoetida

2 suurt sibulat, peeneks hakitud

1 loorberileht

1 tl ingveripastat

1 tl küüslaugupastat

1 tl tšillipulbrit

¾ tl kurkumit

1 tl garam masala

1 spl koriandri lehti, peeneks hakitud

meetod

- Jahvatage dhal koos vee ja soolaga paksuks pastaks. Kõrvale panema.
- Kuumuta potis 1 spl õli. Lisa rohelised tšillid ja asafoetida. Laske neil 15 sekundit pritsida. Sega juurde dhal-pasta ja veel veidi soola. Sega hästi.
- Laota see segu alusele jahtuma. Lõika 2,5 cm/1 tolli tükkideks.
- Kuumuta potis praadimiseks õli. Prae tükid kuldpruuniks. Kõrvale panema.
- Kuumuta potis 2 spl õli. Prae sibulad pruuniks. Jahvata need pastaks ja tõsta kõrvale.
- Kuumuta kastrulis ülejäänud 1 spl õli. Lisa loorberileht, praetud dhali tükid, praetud sibulapasta, ingveripasta, küüslaugupasta, tšillipulber, kurkum ja garam masala. Lisa nii palju vett, et dhali tükid kataks. Sega hästi ja hauta 7-8 minutit.
- Kaunista koriandri lehtedega. Serveeri kuumalt.

Varan

(Lihtne split Red Gram Dhal)

Serveerib 4

Koostisained

300g/10oz toor dhal*

2,4 liitrit / 4 pinti vett

¼ tl asafoetida

½ tl kurkumit

Soola maitse järgi

meetod

- Hauta kõiki koostisosi kastrulis umbes 1 tund keskmisel kuumusel.
- Serveeri kuumalt koos aurutatud riisiga

Kallis Dhal

(Sweet Split Red Gram)

Serveerib 4-6

Koostisained

300g/10oz toor dhal*

2,5 liitrit / 4 pinti vett

Soola maitse järgi

¼ tl kurkumit

Suur näputäis asafoetida

½ tl tšillipulbrit

5 cm/2-tolline jakitükk*

2 tl rafineeritud taimeõli

¼ tl köömneid

¼ tl sinepiseemneid

2 kuiva punast tšillit

1 spl koriandri lehti, peeneks hakitud

meetod

- Peske ja keetke toordhal koos vee ja soolaga kastrulis madalal kuumusel 1 tund.
- Lisa kurkum, asafoetida, tšillipulber ja jaggery. Küpseta 5 minutit. Sega korralikult läbi. Kõrvale panema.
- Kuumuta väikeses potis õli. Lisa köömned, sinepiseemned ja kuivatatud punane tšilli. Laske neil 15 sekundit pritsida.
- Valage see dhalisse ja segage hästi.
- Kaunista koriandri lehtedega. Serveeri kuumalt.

Sweet & Sour Dhal

(magushapu lõhestatud punane gramm)

Serveerib 4-6

Koostisained

300g/10oz toor dhal*

2,4 liitrit / 4 pinti vett

Soola maitse järgi

¼ tl kurkumit

¼ tl asafoetida

1 tl tamarindipastat

1 tl suhkrut

2 tl rafineeritud taimeõli

½ tl sinepiseemneid

2 rohelist tšillit

8 karrilehte

1 spl koriandri lehti, peeneks hakitud

meetod

- Keeda toor dhali kastrulis koos vee ja soolaga keskmisel kuumusel 1 tund.
- Lisa kurkum, asafoetida, tamarindipasta ja suhkur. Küpseta 5 minutit. Kõrvale panema.
- Kuumuta väikeses potis õli. Lisa sinepiseemned, roheline tšilli ja karrilehed. Laske neil 15 sekundit pritsida.
- Valage see maitseaine dhalisse.
- Kaunista koriandri lehtedega.
- Serveeri kuumalt aurutatud riisi või chapattisega

Mung-ni-Dhal

(Jagatud roheline gramm)

Serveerib 4

Koostisained

300g/10oz mung dhal*

1,9 liitrit / 3½ pinti vett

Soola maitse järgi

¼ tl kurkumit

½ tl ingveripastat

1 roheline tšilli, peeneks hakitud

¼ tl suhkrut

1 spl ghee

½ tl seesamiseemneid

1 väike sibul, hakitud

1 küüslauguküüs, hakitud

meetod

- Keeda mung dhali koos vee ja soolaga kastrulis keskmisel kuumusel 30 minutit.
- Lisa kurkum, ingveripasta, roheline tšilli ja suhkur. Sega põhjalikult.
- Kui dhal on kuiv, lisage 120 ml/4fl untsi vett. Hauta 2-3 minutit ja tõsta kõrvale.
- Kuumuta ghee väikeses potis. Lisa seesamiseemned, sibul ja küüslauk. Prae neid pidevalt segades 1 minut.
- Lisage see dhalile. Serveeri kuumalt.

Dhal sibula ja kookosega

(Punane gramm sibula ja kookospähkliga)

Serveerib 4-6

Koostisained

300g/10oz toor dhal*

2,8 liitrit / 5 pinti vett

2 rohelist tšillit, hakitud

1 väike sibul, hakitud

Soola maitse järgi

¼ tl kurkumit

1½ tl taimeõli

½ tl sinepiseemneid

1 spl koriandri lehti, peeneks hakitud

50g/1¾oz värsket kookospähklit, riivitud

meetod

- Keeda toor dhali koos vee, rohelise tšilli, sibula, soola ja kurkumiga kastrulis keskmisel kuumusel 1 tund. Kõrvale panema.
- Kuumuta potis õli. Lisa sinepiseemned. Laske neil 15 sekundit pritsida.
- Valage see dhalisse ja segage hästi.
- Kaunista koriandrilehtede ja kookospähkliga. Serveeri kuumalt.

Dahi Kadhi

(Jogurtipõhine karri)

Serveerib 4

Koostisained

1 spl besaani*

250 g/9 untsi jogurtit

750 ml / 1¼ pint vett

2 tl suhkrut

Soola maitse järgi

½ tl ingveripastat

1 spl rafineeritud taimeõli

¼ tl sinepiseemneid

¼ tl köömneid

¼ tl lambaläätse seemneid

8 karrilehte

10 g/¼ untsi koriandri lehti, peeneks hakitud

meetod

- Sega besan suures kastrulis jogurti, vee, suhkru, soola ja ingveripastaga. Sega hästi, et ei tekiks tükke.
- Keeda segu keskmisel kuumusel, kuni see hakkab paksenema, sageli segades. Kuumuta keemiseni. Kõrvale panema.
- Kuumuta potis õli. Lisa sinepiseemned, köömned, lambaläätse seemned ja karrilehed. Laske neil 15 sekundit pritsida.
- Valage see õli besaani segu peale.
- Kaunista koriandri lehtedega. Serveeri kuumalt.

Spinat Dhal

(Spinat rohelise grammiga)

Serveerib 4

Koostisained

300g/10oz mung dhal*

1,9 liitrit / 3½ pinti vett

Soola maitse järgi

1 suur sibul, hakitud

6 küüslauguküünt, hakitud

¼ tl kurkumit

100 g/3½ untsi spinatit, tükeldatud

½ tl amchoor*

Näputäis garam masalat

½ tl ingveripastat

1 spl rafineeritud taimeõli

1 tl köömneid

2 spl koriandrilehti, peeneks hakitud

meetod

- Keeda dhali koos vee ja soolaga kastrulis keskmisel kuumusel 30-40 minutit.
- Lisa sibul ja küüslauk. Küpseta 7 minutit.
- Lisa kurkum, spinat, amchoor, garam masala ja ingveripasta. Sega korralikult läbi.
- Hauta, kuni dhal on pehme ja kõik vürtsid on imendunud. Kõrvale panema.
- Kuumuta potis õli. Lisa köömned. Laske neil 15 sekundit pritsida.
- Valage see dhali peale.
- Kaunista koriandri lehtedega. Serveeri kuumalt

Tawker Dhal

(Hapu lõhestatud punane lääts küpsemata mangoga)

Serveerib 4

Koostisained

300g/10oz toor dhal*

2,4 liitrit / 4 pinti vett

1 küps mango, kividest puhastatud ja neljaks lõigatud

½ tl kurkumit

4 rohelist tšillit

Soola maitse järgi

2 tl sinepiõli

½ tl sinepiseemneid

1 spl koriandri lehti, peeneks hakitud

meetod

- Keeda dhalit koos vee, mangotükkide, kurkumi, rohelise tšilli ja soolaga tund aega. Kõrvale panema.
- Kuumuta potis õli ja lisa sinepiseemned. Laske neil 15 sekundit pritsida.
- Lisage see dhalile. Hauta paksuks.
- Kaunista koriandri lehtedega. Serveeri kuumalt koos aurutatud riisiga

Põhiline Dhal

(Punane gramm tomatiga poolitatud)

Serveerib 4

Koostisained

300g/10oz toor dhal*

1,2 liitrit / 2 pinti vett

Soola maitse järgi

¼ tl kurkumit

½ spl rafineeritud taimeõli

¼ tl köömneid

2 rohelist tšillit, pikisuunas lõigatud

1 keskmise suurusega tomat, peeneks hakitud

1 spl koriandri lehti, peeneks hakitud

meetod

- Keeda toor dhali koos vee ja soolaga kastrulis 1 tund keskmisel kuumusel.
- Lisa kurkum ja sega hästi.
- Kui dhal on liiga paks, lisage sellele 120 ml/4fl untsi vett. Sega korralikult läbi ja tõsta kõrvale.
- Kuumuta potis õli. Lisa köömned ja lase neil 15 sekundit pudistuda. Lisa roheline tšilli ja tomat. Prae 2 minutit.
- Lisage see dhalile. Sega ja hauta 3 minutit.
- Kaunista koriandri lehtedega. Serveeri kuumalt koos aurutatud riisiga

Maa-ki-Dhal

(Rich Black Gram)

Serveerib 4

Koostisained

240 g kaali dhali*

125 g/4½ untsi ube

2,8 liitrit / 5 pinti vett

Soola maitse järgi

3,5 cm ingveri juur, julieneeritud

1 tl tšillipulbrit

3 tomatit, püreestatud

1 spl võid

2 tl rafineeritud taimeõli

1 tl köömneid

2 spl ühekordset koort

meetod

- Leota dhali ja ube koos üleöö.
- Hauta koos vee, soola ja ingveriga kastrulis keskmisel kuumusel 40 minutit.
- Lisa tšillipulber, tomatipüree ja või. Hauta 8-10 minutit. Kõrvale panema.
- Kuumuta potis õli. Lisa köömned. Laske neil 15 sekundit pritsida.
- Lisage see dhalile. Sega hästi.
- Lisa koor. Serveeri kuumalt koos aurutatud riisiga

Dhansak

(Vürtsikas Parsi split Red Gram)

Serveerib 4

Koostisained

3 spl rafineeritud taimeõli

1 suur sibul, peeneks hakitud

2 suurt tomatit, tükeldatud

½ tl kurkumit

½ tl tšillipulbrit

1 spl dhansak masala*

1 spl linnaseäädikat

Soola maitse järgi

Dhal segu jaoks:

150 g/5½ untsi toor dhal*

75 g/2½ untsi mung dhali*

75 g/2½ untsi masoor dhali*

1 väike baklažaan, neljaks lõigatud

7,5 cm kõrvitsatükk, neljaks lõigatud

1 spl värskeid lambaläätse lehti

1,4 liitrit / 2½ pint vett

Soola maitse järgi

meetod

- Keeda dhali segu koostisosi koos kastrulis keskmisel kuumusel 45 minutit. Kõrvale panema.
- Kuumuta potis õli. Prae sibulaid ja tomateid keskmisel kuumusel 2-3 minutit.
- Lisa dhali segu ja kõik ülejäänud koostisosad. Sega hästi ja küpseta keskmisel kuumusel 5-7 minutit. Serveeri kuumalt.

Masoor Dhal

Serveerib 4

Koostisained

300g/10oz masoor dhal*

Soola maitse järgi

Näputäis kurkumit

1,2 liitrit / 2 pinti vett

2 spl rafineeritud taimeõli

6 küüslauguküünt, purustatud

1 tl sidrunimahla

meetod

- Keeda dhali, soola, kurkumit ja vett kastrulis keskmisel kuumusel 45 minutit. Kõrvale panema.
- Kuumuta pannil õli ja prae selles küüslauk pruuniks. Lisage dhalile ja piserdage sidrunimahlaga. Sega hästi. Serveeri kuumalt.

Panchemel Dhal

(Viie läätse segu)

Serveerib 4

Koostisained

75 g/2½ untsi mung dhali*

1 spl chana dhal*

1 spl masoor dhal*

1 spl toor dhal*

1 spl urad dhal*

750 ml / 1¼ pint vett

½ tl kurkumit

Soola maitse järgi

1 spl ghee

1 tl köömneid

Näputäis asafoetida

½ tl garam masala

1 tl ingveripastat

meetod

- Keeda dhalid koos vee, kurkumi ja soolaga kastrulis 1 tund keskmisel kuumusel. Sega põhjalikult. Kõrvale panema.
- Kuumuta ghee potis. Prae ülejäänud koostisosi 1 minut.
- Lisage see dhalile, segage hästi ja hautage 3–4 minutit. Serveeri kuumalt.

Cholar Dhal

(lõigatud Bengali gramm)

Serveerib 4

Koostisained

600 g / 1 nael 5 untsi chana dhal*

2,4 liitrit / 5 pinti vett

Soola maitse järgi

3 spl ghee

½ tl köömneid

½ tl kurkumit

2 tl suhkrut

3 nelki

2 loorberilehte

2,5 cm/1 in kaneeli

2 rohelist kardemoni kauna

15 g/½ untsi kookospähklit, hakitud ja praetud

meetod

- Keeda dhali koos vee ja soolaga kastrulis keskmisel kuumusel 1 tund. Kõrvale panema.
- Kuumuta potis 2 spl ghee-d. Lisa kõik koostisosad, välja arvatud kookospähkel. Laske neil 20 sekundit pritsida. Lisage keedetud dhal ja küpseta hästi segades 5 minutit. Lisa kookospähkel ja 1 spl ghee. Serveeri kuumalt.

Dilpasand Dhal

(Erilised läätsed)

Serveerib 4

Koostisained

60 g / 2 untsi uradi ube*

2 spl ube

2 spl kikerherneid

2 liitrit/3½ pinti vett

¼ tl kurkumit

2 spl ghee

2 tomatit, blanšeeritud ja püreestatud

2 tl jahvatatud köömneid, kuivröstitud

125 g/4½ untsi jogurtit, vahustatuna

120 ml/4fl untsi ühekordne kreem

Soola maitse järgi

meetod

- Sega omavahel nii oad, kikerherned kui vesi. Leota kastrulis 4 tundi. Lisa kurkum ja küpseta 45 minutit keskmisel kuumusel. Kõrvale panema.
- Kuumuta ghee potis. Lisa kõik ülejäänud koostisosad ja kuumuta keskmisel kuumusel, kuni ghee eraldub.
- Lisa ubade ja kikerherneste segu. Hauta kuivaks. Serveeri kuumalt.

Dhal Masoor

(lõigatud punased läätsed)

Serveerib 4

Koostisained

1 spl ghee

1 tl köömneid

1 väike sibul, peeneks hakitud

2,5 cm ingveri juur, peeneks hakitud

6 küüslauguküünt, peeneks hakitud

4 rohelist tšillit, pikisuunas lõigatud

1 tomat, kooritud ja püreestatud

½ tl kurkumit

300g/10oz masoor dhal*

1,5 liitrit / 2¾ pinti vett

Soola maitse järgi

2 spl koriandri lehti

meetod

- Kuumuta ghee potis. Lisa köömned, sibul, ingver, küüslauk, tšilli, tomat ja kurkum. Prae 5 minutit, sageli segades.
- Lisa dhal, vesi ja sool. Hauta 45 minutit. Kaunista koriandri lehtedega. Serveeri kuumalt koos aurutatud riisiga

Dhal baklažaaniga

(Läätsed baklažaaniga)

Serveerib 4

Koostisained

300g/10oz toor dhal*

1,5 liitrit / 2¾ pinti vett

Soola maitse järgi

1 spl rafineeritud taimeõli

50 g/1¾oz baklažaanid, kuubikuteks lõigatud

2,5 cm/1 in kaneeli

2 rohelist kardemoni kauna

2 nelki

1 suur sibul, peeneks hakitud

2 suurt tomatit, peeneks hakitud

½ tl ingveripastat

½ tl küüslaugupastat

1 tl jahvatatud koriandrit

½ tl kurkumit

10 g/¼ untsi koriandri lehti, kaunistamiseks

meetod

- Keeda dhali koos vee ja soolaga kastrulis 45 minutit keskmisel kuumusel. Kõrvale panema.
- Kuumuta potis õli. Lisa kõik ülejäänud koostisosad, välja arvatud koriandrilehed. Prae pidevalt segades 2-3 minutit.
- Lisa segu dhalile. Hauta 5 minutit. Kaunista ja serveeri.

Kollane Dhal Tadka

Serveerib 4

Koostisained

300g/10oz mung dhal*

1 liiter/1¾ pint vett

¼ tl kurkumit

Soola maitse järgi

3 tl ghee

½ tl sinepiseemneid

½ tl köömneid

½ tl lambaläätse seemneid

2,5 cm ingveri juur, peeneks hakitud

4 küüslauguküünt, peeneks hakitud

3 rohelist tšillit, pikisuunas lõigatud

8 karrilehte

meetod

- Keeda dhali koos vee, kurkumi ja soolaga kastrulis keskmisel kuumusel 45 minutit. Kõrvale panema.
- Kuumuta ghee potis. Lisa kõik ülejäänud koostisosad. Prae neid 1 minut ja vala dhali peale. Sega korralikult läbi ja serveeri kuumalt.

Rasam

(Vürtsikas tamarindipõhine supp)

Serveerib 4

Koostisained

2 spl tamarindipastat

750 ml / 1¼ pint vett

8-10 karrilehte

2 spl hakitud koriandri lehti

Näputäis asafoetida

Soola maitse järgi

2 tl ghee

½ tl sinepiseemneid

Maitseainesegu jaoks:

2 tl koriandri seemneid

2 spl toor dhal*

1 tl köömneid

4-5 pipratera

1 kuivatatud punane tšilli

meetod

- Kuivpraad ja jahvata maitseainesegu koostisosad kokku.
- Sega vürtsisegu kõigi koostisosadega, välja arvatud ghee ja sinepiseemned. Küpseta 7 minutit keskmisel kuumusel kastrulis.
- Kuumuta ghee teises potis. Lisa sinepiseemned ja lase neil 15 sekundit pritsida. Valage see otse rasamisse. Serveeri kuumalt.

Lihtne Mung Dhal

Serveerib 4

Koostisained

300g/10oz mung dhal*

1 liiter/1¾ pint vett

Näputäis kurkumit

Soola maitse järgi

2 spl rafineeritud taimeõli

1 suur sibul, peeneks hakitud

3 rohelist tšillit, peeneks hakitud

2,5 cm ingveri juur, peeneks hakitud

5 karrilehte

2 tomatit, peeneks hakitud

meetod

- Keeda dhali koos vee, kurkumi ja soolaga kastrulis keskmisel kuumusel 30 minutit. Kõrvale panema.
- Kuumuta potis õli. Lisa kõik ülejäänud koostisosad. Prae 3-4 minutit. Lisage see dhalile. Hauta paksuks. Serveeri kuumalt.

Terve Roheline Mung

Serveerib 4

Koostisained

250 g/9 untsi mungoube, leotatud üleöö

1 liiter/1¾ pint vett

½ spl rafineeritud taimeõli

½ tl köömneid

6 karrilehte

1 suur sibul, peeneks hakitud

½ tl küüslaugupastat

½ tl ingveripastat

3 rohelist tšillit, peeneks hakitud

1 tomat, peeneks hakitud

¼ tl kurkumit

Soola maitse järgi

120 ml / 4 untsi piima

meetod

- Keeda ube koos veega kastrulis 45 minutit keskmisel kuumusel. Kõrvale panema.
- Kuumuta potis õli. Lisa köömned ja karrilehed.
- 15 sekundi pärast lisage keedetud oad ja kõik ülejäänud koostisosad. Sega hästi ja hauta 7-8 minutit. Serveeri kuumalt.

Dahi Kadhi koos Pakorasega

(Jogurtipõhine karri praetud pelmeenidega)

Serveerib 4

Koostisained

Pakora jaoks:

125 g/4½ untsi besaani*

¼ tl köömneid

2 tl hakitud sibulat

1 hakitud roheline tšilli

½ tl riivitud ingverit

Näputäis kurkumit

2 rohelist tšillit, peeneks hakitud

½ tl ajowani seemneid

Soola maitse järgi

Õli friteerimiseks

Kadhi jaoks:

Dahi Kadhi

meetod

- Sega kausis kõik pakora koostisosad, välja arvatud õli, nii palju vett, et tekiks paks tainas. Prae lusikatäied kuumas õlis kuldpruuniks.
- Küpseta kadhi ja lisa sellele pakorad. Hauta 3-4 minutit.
- Serveeri kuumalt koos aurutatud riisiga

Magus küpsemata mango dhal

(lõigatud punane gramm küpsemata mangoga)

Serveerib 4

Koostisained

300g/10oz toor dhal*

2 rohelist tšillit, pikisuunas lõigatud

2 tl hapukoort*, riivitud

1 väike sibul, viilutatud

Soola maitse järgi

¼ tl kurkumit

1,5 liitrit / 2¾ pinti vett

1 küps mango, kooritud ja tükeldatud

1½ tl rafineeritud taimeõli

½ tl sinepiseemneid

1 spl koriandrilehti, kaunistuseks

meetod

- Sega potis kõik koostisosad, välja arvatud õli, sinepiseemned ja koriandrilehed. Küpseta 30 minutit keskmisel kuumusel. Kõrvale panema.
- Kuumuta potis õli. Lisa sinepiseemned. Laske neil 15 sekundit pritsida. Valage see dhali peale. Kaunista ja serveeri kuumalt.

Malai Dhal

(Musta grammi koorega poolitatud)

Serveerib 4

Koostisained

300 g / 10 untsi urad dhal*, leotatud 4 tundi

1 liiter/1¾ pint vett

500 ml/16fl oz piima, keedetud

1 tl kurkumit

Soola maitse järgi

½ tl amchoor*

2 spl ühekordset koort

1 spl ghee

1 tl köömneid

2,5 cm ingveri juur, peeneks hakitud

1 väike tomat, peeneks hakitud

1 väike sibul, peeneks hakitud

meetod

- Keeda dhali veega keskmisel kuumusel 45 minutit.
- Lisa piim, kurkum, sool, amchoor ja koor. Sega hästi ja küpseta 3-4 minutit. Kõrvale panema.
- Kuumuta ghee potis. Lisa köömned, ingver, tomat ja sibul. Prae 3 minutit. Lisage see dhalile. Sega korralikult läbi ja serveeri kuumalt.

Sambhar

(Spetsiaalsete vürtsidega keedetud läätsede ja köögiviljade segu)

Serveerib 4

Koostisained

300g/10oz toor dhal*

1,5 liitrit / 2¾ pinti vett

Soola maitse järgi

1 spl rafineeritud taimeõli

1 suur sibul, õhukeselt viilutatud

2 tl tamarindipastat

¼ tl kurkumit

1 roheline tšilli, jämedalt hakitud

1½ tl sambhari pulbrit*

2 spl koriandrilehti, peeneks hakitud

Maitsestamiseks:

1 roheline tšilli pikuti viilutatud

1 tl sinepiseemneid

½ tl urad dhali*

8 karrilehte

¼ tl asafoetida

meetod

- Sega kõik maitseaine koostisosad omavahel. Kõrvale panema.
- Keeda toor dhali koos vee ja soolaga kastrulis keskmisel kuumusel 40 minutit. Püreesta hästi. Kõrvale panema.
- Kuumuta potis õli. Lisa maitseaineained. Laske neil 20 sekundit pritsida.
- Lisa keedetud dhal ja kõik ülejäänud koostisosad, välja arvatud koriandrilehed. Keeda tasasel tulel 8-10 minutit.
- Kaunista koriandri lehtedega. Serveeri kuumalt.

Kolm Dhali

(Läätsesegu)

Serveerib 4

Koostisained

150 g/5½ untsi toor dhal*

75 g/2½ untsi masoor dhali*

75 g/2½ untsi mung dhali*

1 liiter/1¾ pint vett

1 suur tomat, peeneks hakitud

1 väike sibul, peeneks hakitud

4 küüslauguküünt, peeneks hakitud

6 karrilehte

Soola maitse järgi

¼ tl kurkumit

2 spl rafineeritud taimeõli

½ tl köömneid

meetod

- Leota dhalid 30 minutit vees. Küpseta koos ülejäänud koostisosadega, välja arvatud õli ja köömned, 45 minutit keskmisel kuumusel.
- Kuumuta potis õli. Lisa köömned. Laske neil 15 sekundit pritsida. Valage see dhali peale. Sega hästi. Serveeri kuumalt.

Methi-Drumstick Sambhar

(Fenugreek ja trummipulgad lõhestatud punase grammiga)

Serveerib 4

Koostisained

300g/10oz toor dhal*

1 liiter/1¾ pint vett

Näputäis kurkumit

Soola maitse järgi

2 India trummipulka*, tükeldatud

1 tl rafineeritud taimeõli

¼ tl sinepiseemneid

1 punane tšilli, poolitatud

¼ tl asafoetida

10 g/¼ untsi värskeid lambaläätse lehti, tükeldatud

1¼ tl sambhari pulbrit*

1¼ tl tamarindipastat

meetod

- Sega potis dhal, vesi, kurkum, sool ja kintsupulgad. Küpseta 45 minutit keskmisel kuumusel. Kõrvale panema.
- Kuumuta pannil õli. Lisa kõik ülejäänud koostisosad ja prae segades 2-3 minutit. Lisage see dhalile ja hautage 7-8 minutit. Serveeri kuumalt.

Dhal Shorba

(Läätsesupp)

Serveerib 4

Koostisained

300g/10oz toor dhal*

Soola maitse järgi

1 liiter/1¾ pint vett

1 spl rafineeritud taimeõli

2 suurt sibulat, viilutatud

4 küüslauguküünt, purustatud

50 g/1¾oz spinatilehti, peeneks hakitud

3 tomatit, peeneks hakitud

1 tl sidrunimahla

1 tl garam masala

meetod

- Keeda dhali, soola ja vett kastrulis keskmisel kuumusel 45 minutit. Kõrvale panema.
- Kuumuta õli. Prae sibulad keskmisel kuumusel pruuniks. Lisage kõik ülejäänud koostisosad ja küpseta 5 minutit, sageli segades.
- Lisage see dhali segule. Serveeri kuumalt.

Maitsev Mung

(Kogu Mung)

Serveerib 4

Koostisained

250g/9oz mungoad

2,5 liitrit / 4 pinti vett

Soola maitse järgi

2 keskmise suurusega sibulat, hakitud

3 rohelist tšillit, hakitud

¼ tl kurkumit

1 tl tšillipulbrit

1 tl sidrunimahla

1 spl rafineeritud taimeõli

½ tl köömneid

6 küüslauguküünt, purustatud

meetod

- Leota mungobe 3-4 tundi vees. Hauta kastrulis koos soola, sibula, rohelise tšilli, kurkumi ja tšillipulbriga keskmisel kuumusel 1 tund.
- Lisa sidrunimahl. Hauta 10 minutit. Kõrvale panema.
- Kuumuta potis õli. Lisa köömned ja küüslauk. Prae 1 minut keskmisel kuumusel. Valage see mungasegusse. Serveeri kuumalt.

Masala Toor Dhal

(Vürtsikas lõhestatud punane gramm)

Serveerib 4

Koostisained

300g/10oz toor dhal*

1,5 liitrit / 2¾ pinti vett

Soola maitse järgi

½ tl kurkumit

1 spl rafineeritud taimeõli

½ tl sinepiseemneid

8 karrilehte

¼ tl asafoetida

½ tl ingveripastat

½ tl küüslaugupastat

1 roheline tšilli, peeneks hakitud

1 sibul, peeneks hakitud

1 tomat, peeneks hakitud

2 tl sidrunimahla

2 spl koriandrilehti, kaunistuseks

meetod

- Keeda dhali koos vee, soola ja kurkumiga kastrulis 45 minutit keskmisel kuumusel. Kõrvale panema.
- Kuumuta potis õli. Lisa kõik koostisosad, välja arvatud sidrunimahl ja koriandrilehed. Prae 3-4 minutit keskmisel kuumusel. Valage see dhali peale.
- Lisa sidrunimahl ja koriandrilehed. Sega hästi. Serveeri kuumalt.

Kuiv kollane Mung Dhal

(Dry Yellow Gram)

Serveerib 4

Koostisained

300g/10oz mung dhal*, leotada 1 tund

250 ml / 8fl untsi vett

¼ tl kurkumit

Soola maitse järgi

1 spl ghee

1 tl amchoor*

1 spl koriandri lehti, hakitud

1 väike sibul, peeneks hakitud

meetod

- Keeda dhali koos vee, kurkumi ja soolaga kastrulis keskmisel kuumusel 45 minutit.
- Kuumuta ghee ja vala see dhali peale. Puista peale amchoor, koriandrilehed ja sibul. Serveeri kuumalt.

Terve Urad

(Terve must gramm)

Serveerib 4

Koostisained

300 g/10 untsi uradi ube*, pestud

Soola maitse järgi

1,25 liitrit / 2½ pint vett

¼ tl kurkumit

½ tl tšillipulbrit

½ tl kuivatatud ingveripulbrit

¾ tl garam masala

1 spl ghee

½ tl köömneid

1 suur sibul, peeneks hakitud

2 spl koriandrilehti, peeneks hakitud

meetod

- Keeda uradiube koos soola ja veega kastrulis keskmisel kuumusel 45 minutit.
- Lisa kurkum, tšillipulber, ingveripulber ja garam masala. Sega korralikult läbi ja hauta 5 minutit. Kõrvale panema.
- Kuumuta ghee potis. Lisa köömned ja lase neil 15 sekundit pudistuda. Lisa sibul ja prae seda keskmisel kuumusel pruuniks.
- Lisa sibulasegu dhalile ja sega korralikult läbi. Hauta 10 minutit.
- Kaunista koriandri lehtedega. Serveeri kuumalt.

Dhal Fry

(lõigatud punane gramm praetud vürtsidega)

Serveerib 4

Koostisained

300g/10oz toor dhal*

1,5 liitrit / 2¾ pinti vett

½ tl kurkumit

Soola maitse järgi

2 spl ghee

½ tl sinepiseemneid

½ tl köömneid

½ tl lambaläätse seemneid

2,5 cm ingveri juur, peeneks hakitud

2-3 küüslauguküünt, peeneks hakitud

2 rohelist tšillit, peeneks hakitud

1 väike sibul, peeneks hakitud

1 tomat, peeneks hakitud

meetod

- Keeda dhali koos vee, kurkumi ja soolaga kastrulis keskmisel kuumusel 45 minutit. Sega põhjalikult. Kõrvale panema.
- Kuumuta ghee potis. Lisa sinepiseemned, köömned ja lambaläätseseemned. Laske neil 15 sekundit pritsida.
- Lisa ingver, küüslauk, roheline tšilli, sibul ja tomat. Prae keskmisel kuumusel 3-4 minutit, sageli segades. Lisage see dhalile. Serveeri kuumalt.

Piprane Mung Dhal

Serveerib 4

Koostisained

225 g/8 untsi mung dhal*

Soola maitse järgi

2 rohelist tšillit, peeneks hakitud

Näputäis kurkumit

1,25 liitrit / 2½ pint vett

1 tl sidrunimahla

½ tl jahvatatud musta pipart

meetod

- Sega potis dhal, sool, roheline tšilli, kurkum ja vesi. Küpseta keskmisel kuumusel 45 minutit.
- Lisa sidrunimahl ja pipar. Sega hästi. Serveeri kuumalt.

Dhal Bukhara

(kreemjas terve must gramm)

Serveerib 4-6

Koostisained

600 g / 1 nael 5 untsi urad dhal*, leotatud üleöö

2 spl ube, leotatud üleöö

2 liitrit/3½ pinti vett

Soola maitse järgi

3 spl võid

1 tl köömneid

1 suur sibul, peeneks hakitud

2,5 cm ingveri juur, peeneks hakitud

2 küüslauguküünt, peeneks hakitud

1 tl tšillipulbrit

1 spl jahvatatud koriandrit

4 tomatit, blanšeeritud ja tükeldatud

½ tl garam masala

2 spl värsket koort

2 spl jogurtit

3 spl ghee

2,5 cm ingveri juur, julieneeritud

2 rohelist tšillit, pikisuunas lõigatud

1 spl koriandri lehti, peeneks hakitud

meetod

- Ärge kurnake dhali ja ube. Sega potis vee ja soolaga. Küpseta tund aega keskmisel kuumusel. Püreesta õrnalt ja tõsta kõrvale.
- Väikesel praepannil sulata või. Lisa köömned. Laske neil 15 sekundit pritsida.
- Lisa sibul, ingver, küüslauk, tšillipulber, koriander ja tomatid. Keeda tasasel tulel 7-8 minutit, aeg-ajalt segades.
- Lisa garam masala, koor, jogurt ja ghee. Sega hästi. Küpseta 2-3 minutit.
- Lisage see segu dhalile. Hauta 10 minutit.
- Kaunista ingveri, rohelise tšilli ja koriandri lehtedega. Serveeri kuumalt aurutatud riisi, chapatti või naaniga

Methi Dhal

(lõigatud punane grammi lambaläätsega)

Serveerib 4

Koostisained

50 g/1¾oz värskeid peeneks hakitud lambaläätse lehti

Soola maitse järgi

300g/10oz toor dhal*

1,5 liitrit / 2¾ pinti vett

1 suur sibul, peeneks hakitud

2 tomatit, peeneks hakitud

2 tl tamarindipastat

1 roheline tšilli pikuti viilutatud

¼ tl kurkumit

¾ tl tšillipulbrit

2 spl värsket kookospähklit, riivitud

1 spl jaggery*, riivitud

Maitsestamiseks:

2 tl rafineeritud taimeõli

½ tl sinepiseemneid

6 karrilehte

8 nelki, pekstud

meetod

- Hõõru lambaläätse lehti veidi soolaga ja tõsta kõrvale.
- Keeda toor dhali koos vee ja soolaga kastrulis keskmisel kuumusel 45 minutit.
- Lisa lambaläätse lehed koos sibula, tomatite, tamarindipasta, rohelise tšilli, kurkumi, tšillipulbri, kookospähkli ja jaggeritega. Sega korralikult läbi. Vajadusel lisa veel veidi vett. Hauta 5 minutit.
- Tõsta tulelt. Püreesta hästi ja tõsta kõrvale.
- Kuumuta potis õli. Lisa sinepiseemned, karrilehed ja nelk. Laske neil 15 sekundit pritsida. Valage see dhali peale. Serveeri kuumalt.

Malai Koftas

(Pelmeenid magusas kastmes)

Serveerib 4

Koostisained

2,5 cm/1 in kaneeli

6 rohelist kardemoni kauna

¼ tl jahvatatud muskaatpähklit

6 nelki

3 tl värskelt jahvatatud valget pipart

3,5 cm ingveri juur, riivitud

½ tl kurkumit

2 küüslauguküünt, purustatud

2½ tl suhkrut

Soola maitse järgi

120 ml / 4 fl untsi vett

3 spl ghee

360 ml / 12 fl untsi piima

120 ml/4fl untsi ühekordne kreem

1 spl Cheddari juustu, riivitud

1 spl koriandri lehti, peeneks hakitud

Koftade jaoks:

50 g/1¾oz khoya*

50g/1¾oz paneer*

4 suurt kartulit, keedetud ja püreestatud

4-5 rohelist tšillit, peeneks hakitud

1 cm/½ ingveri juur, riivitud

1 tl koriandrit, hakitud

½ tl köömneid

Soola maitse järgi

20 g/¾ untsi rosinaid

20 g/¾ untsi india pähkleid

meetod

- Koftade jaoks sõtku kokku kõik kofta koostisosad, välja arvatud rosinad ja india pähklid, et moodustada pehme tainas.
- Jagage see tainas kreeka pähkli suurusteks pallideks. Suru iga palli keskele 2-3 rosinat ja india pähklit.
- Küpseta pallikesi 200°C ahjus (400°F/Gas Mark 6) 5 minutit. Pange need kõrvale.
- Kastme jaoks rösti kaneel, kardemon, muskaatpähkel ja nelk koos pannil tasasel tulel 1 minut. Jahvata ja tõsta kõrvale.

- Jahvata pipar, ingver, kurkum, küüslauk, suhkur ja sool veega. Kõrvale panema.

- Kuumuta ghee potis. Lisa kaneeli-kardemoni segu. Prae seda keskmisel kuumusel minut.

- Lisa pipra-ingveri segu. Prae aeg-ajalt segades 5-7 minutit.

- Lisa piim ja koor. Hauta 15 minutit, aeg-ajalt segades.

- Asetage soojad koftad pajavormi.

- Vala kaste koftadele ning kaunista juustu ja koriandrilehtedega. Serveeri kuumalt.

- Teise võimalusena küpsetage pärast kastmega koftadele valamist eelkuumutatud ahjus 200°C (400°F, Gas Mark 6) 5 minutit. Kaunista juustu ja koriandrilehtedega. Serveeri kuumalt.

Aloo Palak

(Spinatiga keedetud kartul)

Serveerib 6

Koostisained

300g/10oz spinatit, hakitud ja aurutatud

2 rohelist tšillit, pikisuunas lõigatud

4 spl ghee

2 suurt kartulit, keedetud ja tükeldatud

½ tl köömneid

2,5 cm ingveri juur, julieneeritud

2 suurt sibulat, peeneks hakitud

3 tomatit, peeneks hakitud

1 tl tšillipulbrit

½ tl jahvatatud kaneeli

½ tl jahvatatud nelki

¼ tl kurkumit

½ tl garam masala

½ tl täisterajahu

1 tl sidrunimahla

Soola maitse järgi

½ spl võid

Suur näputäis asafoetida

meetod

- Purusta spinat koos rohelise tšilliga blenderis jämedalt. Kõrvale panema.
- Kuumuta ghee potis. Lisa kartulid ja prae neid keskmisel kuumusel helepruuniks ja krõbedaks. Nõruta need ja tõsta kõrvale.
- Samas ghees lisa ka köömned. Laske neil 15 sekundit pritsida.
- Lisa ingver ja sibul. Prae neid keskmisel kuumusel 2-3 minutit.
- Lisa ülejäänud koostisosad, välja arvatud või ja asafoetida. Keeda segu keskmisel kuumusel 3-4 minutit, korrapäraste ajavahemike järel segades.
- Lisa spinat ja kartul. Sega korralikult läbi ja hauta 2-3 minutit. Tõsta segu kõrvale.
- Kuumuta või väikeses potis. Lisa asafoetida. Laske sellel 5 sekundit pritsida.
- Vala see segu kohe aloopalakile. Sega õrnalt. Serveeri kuumalt.

MÄRGE:*Kartulid võid asendada värskete herneste või maisiteradega.*

Dum ka Karela

(Aeglaselt keedetud kibekõrvits)

Serveerib 4

Koostisained

12 kibekõrvitsat*

Soola maitse järgi

500 ml / 16fl untsi vett

1 tl kurkumit

1 tl ingveripastat

1 tl küüslaugupastat

Või pesimiseks ja määrimiseks

Täidise jaoks:

1 spl värsket kookospähklit, hakitud

60 g/2 untsi maapähkleid

1 spl seesamiseemneid

1 tl köömneid

2 suurt sibulat

2,5 cm ingveri juur, julieneeritud

2 tl hapukoort*, riivitud

1½ tl jahvatatud koriandrit

1 tl tšillipulbrit

Soola maitse järgi

150 g/5½ untsi paneer*, riivitud

Maitsestamiseks:

3 spl rafineeritud taimeõli

10 karrilehte

½ tl köömneid

½ tl sinepiseemneid

¼ tl lambaläätse seemneid

meetod

- Tehke kibekõrvitsatesse pikuti üks pilu, jälgides, et põhjad jääksid terveks. Eemaldage need. Hõõruge neid soolaga ja asetage 1 tund kõrvale.
- Sega potis vesi kurkumi, ingveripasta, küüslaugupasta ja vähese soolaga ning keeda keskmisel kuumusel 5-7 minutit. Lisa kibekõrvitsad. Küpseta, kuni need on pehmed. Nõruta ja tõsta kõrvale.
- Täidise jaoks kuivrösti kõik täidise koostisosad, välja arvatud paneer. Segage kuivröstitud segu 60 ml / 2 fl untsi veega. Jahvata peeneks pastaks.
- Lisage paneer. Sega see põhjalikult jahvatatud pastaga. Kõrvale panema.
- Kuumuta pannil õli. Lisa maitseaineained. Laske neil 15 sekundit pritsida.

- Vala see täidise segule. Sega hästi. Jaga täidis 12 võrdseks osaks.
- Toppige portsjon igasse kibekõrvitsa sisse. Laota need võiga määritud ahjuplaadile täidisega pool ülespoole. Torka fooliumilehele mõned augud ja sulge alus sellega.
- Küpsetage kibekõrvitsaid 140°C (275°F, Gas Mark 1) ahjus 30 minutit, pestes neid korrapäraste ajavahemike järel. Serveeri kuumalt.

Navratna karri

(Rikkalik segatud köögiviljakarri)

Serveerib 4

Koostisained

100 g/3½ untsi prantsuse ube

2 suurt porgandit

100 g / 3½ untsi lillkapsast

200 g / 7 untsi herneid

360 ml / 12 fl untsi vett

4 spl ghee-d pluss lisa friteerimiseks

2 kartulit, tükeldatud

150 g/5½ untsi paneer*, tükeldatud tükkideks

2 tomatit, püreestatud

2 suurt rohelist paprikat, hakitud pikkadeks ribadeks

150 g/5½ untsi india pähkleid

250 g / 9 untsi rosinaid

2 tl suhkrut

Soola maitse järgi

200 g/7 untsi jogurtit, vahustatuna

2 ananassi viilu, tükeldatud

Natuke kirsse

Maitseainesegu jaoks:

6 küüslauguküünt

2 rohelist tšillit

4 kuiva punast tšillit

2,5 cm ingveri juur

2 tl koriandri seemneid

1 tl köömneid

1 tl mustköömne seemneid

3 rohelist kardemoni kauna

meetod

- Tükelda prantsuse oad, porgand ja lillkapsas. Sega need herneste ja veega. Keeda seda segu kastrulis keskmisel kuumusel 7-8 minutit. Kõrvale panema.
- Kuumuta pannil praadimiseks mõeldud ghee. Lisa kartulid ja paneer. Prae neid keskmisel kuumusel, kuni need muutuvad kuldpruuniks. Nõruta need ja tõsta kõrvale.
- Jahvata kõik maitseainesegu ained omavahel pastaks. Kõrvale panema.
- Kuumuta pannil 4 spl ghee-d. Lisa vürtsipasta. Prae seda keskmisel kuumusel pidevalt segades 1-2 minutit.
- Lisa tomatipüree, paprika, india pähklid, rosinad, suhkur ja sool. Sega hästi.

- Lisa keedetud köögiviljad, praepann ja kartulid ning jogurt. Sega, kuni jogurt ja tomatipüree katavad ülejäänud koostisained. Hauta 10-15 minutit.
- Kaunista Navratna karri ananassiviilude ja kirssidega. Serveeri kuumalt.

Köögiviljasegu kofta tomatikarris

Serveerib 4

Koostisained

Kofta jaoks:

125 g/4½ untsi külmutatud maisi

125 g/4½ untsi külmutatud herneid

60 g/2 untsi prantsuse ube, hakitud

60 g/2 untsi porgandit, peeneks hakitud

375 g/13 untsi besaani*

½ tl tšillipulbrit

Näputäis kurkumit

1 tl amchoor*

1 tl jahvatatud koriandrit

½ tl jahvatatud köömneid

Soola maitse järgi

Rafineeritud taimeõli friteerimiseks

Karri jaoks:

4 tomatit, peeneks hakitud

2 tl tomatipastat

1 tl jahvatatud ingverit

½ tl tšillipulbrit

¼ tl suhkrut

¼ tl jahvatatud kaneeli

2 nelki

Soola maitse järgi

1 spl paneer*, riivitud

25 g/vähe 1 untsi koriandrilehti, peeneks hakitud

meetod

- Kofta jaoks sega kastrulis omavahel mais, herned, oad ja porgandid. Keeda segu.
- Sõtku aurutatud segu ülejäänud kofta koostisosadega, välja arvatud õli, pehmeks tainaks. Jaga tainas sidrunisuurusteks pallideks.
- Kuumuta pannil õli. Lisa kofta pallid. Prae neid keskmisel kuumusel, kuni need muutuvad kuldpruuniks. Nõruta koftad ja tõsta need kõrvale.
- Karri jaoks sega potis kokku kõik karri koostisosad, välja arvatud paneer ja koriandrilehed.
- Keeda seda segu 15 minutit keskmisel kuumusel, sageli segades.
- Lisage koftas õrnalt karrile 15 minutit enne serveerimist.
- Kaunista paneeri ja koriandrilehtedega. Serveeri kuumalt.

Muthias valges kastmes

(Paneer ja lambaläätse pelmeenid valges kastmes)

Serveerib 4

Koostisained

1 spl india pähkleid

1 spl kergelt röstitud maapähkleid

1 viil saia

1 keskmise suurusega sibul, peeneks hakitud

2,5 cm ingveri juur

3 rohelist tšillit

1 tl mooniseemneid, leotatud 2 sl piimas 1 tund

2 spl ghee

240 ml/6fl untsi piima

1 tl tuhksuhkrut

Näputäis jahvatatud kaneeli

Näputäis jahvatatud nelki

120 ml/4fl untsi ühekordne kreem

Soola maitse järgi

200 g/7 untsi jogurtit

Muthia jaoks:

300g/10oz paneer*, murenenud

1 spl peeneks hakitud lambaläätse lehti

1 spl tavalist valget jahu

Soola maitse järgi

Tšillipulber maitse järgi

Ghee praadimiseks

meetod

- Sõtku kõik muthia koostisosad, välja arvatud ghee, kokku pehmeks tainaks. Jaga tainas kreeka pähkli suurusteks pallideks.
- Kuumuta ghee pannil. Lisa pallid ja prae neid keskmisel kuumusel, kuni need muutuvad kuldpruuniks. Kõrvale panema.
- Jahvatage india pähklid, röstitud maapähklid ja leib piisavalt veega, et moodustuks pasta. Tõsta segu kõrvale.
- Jahvatage sibul, ingver, tšilli ja mooniseemned piisavalt veega, et moodustuks pasta. Tõsta segu kõrvale.

- Kuumuta ghee pannil. Lisa sibulasegu. Prae, kuni see muutub pruuniks.
- Lisa kõik ülejäänud koostisosad ja india-maapähklipasta. Sega hästi. Hauta 15 minutit, sageli segades.
- Lisage muthias. Sega õrnalt. Serveeri kuumalt.

Pruun karri

Serveerib 4

Koostisained

2 rohelist kardemoni kauna

2 nelki

2 musta pipart

1 cm/½ kaneelis

1 loorberileht

2 kuiva punast tšillit

1 tl täisterajahu

2 spl rafineeritud taimeõli

1 suur sibul, viilutatud

1 tl köömneid

Näputäis asafoetida

1 suur roheline paprika, julieneeritud

2,5 cm ingveri juur, julieneeritud

4 küüslauguküünt, purustatud

½ tl tšillipulbrit

¼ tl kurkumit

1 tl jahvatatud koriandrit

2 suurt tomatit, peeneks hakitud

1 spl tamarindipastat

Soola maitse järgi

1 spl koriandri lehti, peeneks hakitud

meetod

- Jahvatage kardemon, nelk, pipraterad, kaneel, loorberileht ja punane tšilli peeneks pulbriks. Kõrvale panema.
- Kuivröstige jahu pidevalt segades heleroosaks. Kõrvale panema.
- Kuumuta potis õli. Lisa sibul. Prae keskmisel kuumusel, kuni see muutub pruuniks. Nõruta ja purusta peeneks pastaks. Kõrvale panema.
- Kuumuta sama õli ja lisa vürtsköömned. Laske neil 15 sekundit pritsida.
- Lisage asafoetida, roheline pipar, ingver ja küüslauk. Prae segades minut.
- Lisa ülejäänud koostisosad, välja arvatud koriandrilehed. Sega hästi.
- Lisa jahvatatud kardemoni-nelgi segu, kuivröstitud jahu ja sibulapasta. Sega hästi.
- Hauta 10-15 minutit.
- Kaunista koriandri lehtedega. Serveeri kuumalt.

MÄRGE:*See karri sobib hästi köögiviljadega, nagu koorega kartulid, herned ja praetud baklažaanitükid.*

Teemantkarri

Serveerib 4

Koostisained

2-3 spl rafineeritud taimeõli

2 suurt sibulat, jahvatatud pastaks

1 tl ingveripastat

1 tl küüslaugupastat

2 suurt tomatit, püreestatud

1-2 rohelist tšillit

½ tl kurkumit

1 spl jahvatatud köömneid

½ tl garam masala

½ tl suhkrut

Soola maitse järgi

250 ml / 8fl untsi vett

Teemantide jaoks:

250 g/9 untsi besaani*

200 ml / 7fl untsi vett

1 spl rafineeritud taimeõli

1 näputäis asafoetida

½ tl köömneid

25 g/vähe 1 untsi koriandrilehti, peeneks hakitud

2 rohelist tšillit, peeneks hakitud

Soola maitse järgi

meetod

- Kastme jaoks kuumuta potis õli. Lisa sibulapasta. Prae pasta keskmisel kuumusel, kuni see muutub läbipaistvaks.
- Lisa ingveripasta ja küüslaugupasta. Prae minut aega.
- Lisa ülejäänud koostisosad, välja arvatud teemant koostisosad. Sega hästi. Kata kaanega ja hauta segu 5-7 minutit. Tõsta kaste kõrvale.
- Teemantide valmistamiseks sega besaan veega ettevaatlikult, et moodustuks paks tainas. Vältige tükkide moodustumist. Kõrvale panema.
- Kuumuta potis õli. Lisa asafoetida ja köömned. Laske neil 15 sekundit pritsida.
- Lisa besani tainas ja kõik ülejäänud teemant koostisosad. Segage pidevalt keskmisel kuumusel, kuni segu panni külgedelt lahkub.
- Määrige 15 × 35 cm/6 × 14 tolli mittenakkuva küpsetusplaat rasvaga. Vala tainas ja silu palettnoaga tasaseks. Lase 20 minutit tarduda. Haki rombikujulisteks vormideks.
- Lisa kastmele teemandid. Serveeri kuumalt.

Köögiviljahautis

Serveerib 4

Koostisained

1 spl tavalist valget jahu

3 spl rafineeritud taimeõli

4 nelki

2,5 cm/1 in kaneeli

2 rohelist kardemoni kauna

1 väike sibul, tükeldatud

1 cm/½ ingveri juur, tükeldatud

2-5 rohelist tšillit, pikisuunas lõigatud

10 karrilehte

150 g/5½ untsi külmutatud köögiviljasegud

600 ml/1 pint kookospiima

Soola maitse järgi

1 spl äädikat

1 tl jahvatatud musta pipart

1 tl sinepiseemneid

1 šalottsibul, hakitud

meetod

- Sega jahu piisavalt veega, et moodustuks paks pasta. Kõrvale panema.
- Kuumuta potis 2 spl õli. Lisa nelk, kaneel ja kardemon. Laske neil 30 sekundit pritsida.
- Lisa sibul, ingver, tšilli ja karrilehed. Prae segu segades keskmisel kuumusel 2-3 minutit.
- Lisa köögiviljad, kookospiim ja sool. Sega 2-3 minutit.
- Lisa jahupasta. Küpseta 5-7 minutit, pidevalt segades.
- Lisa äädikas. Sega hästi. Hauta veel minut aega. Tõsta hautis kõrvale.
- Kuumuta kastrulis ülejäänud õli. Lisa pipar, sinepiseemned ja šalottsibul. Prae 1 minut.
- Vala see segu hautisele. Serveeri kuumalt.

Seene- ja hernekarri

Serveerib 4

Koostisained

2 rohelist tšillit

1 spl mooniseemneid

2 rohelist kardemoni kauna

1 spl india pähkleid

1 cm/½ ingveri juur

½ spl ghee

1 suur sibul, peeneks hakitud

4 küüslauguküünt, peeneks hakitud

400 g/14 untsi seeni, viilutatud

200g/7oz konservherneid

Soola maitse järgi

1 spl jogurtit

1 spl ühe koort

10 g/¼ untsi koriandri lehti, peeneks hakitud

meetod

- Jahvatage rohelised tšillid, mooniseemned, kardemon, india pähklid ja ingver kokku, et moodustuks paks pasta. Kõrvale panema.
- Kuumuta ghee potis. Lisa sibul. Prae keskmisel kuumusel läbipaistvaks.
- Lisa küüslauk ja jahvatatud rohelise tšilli-mooniseemnete segu. Prae segades 5-7 minutit.
- Lisa seened ja herned. Prae segades 3-4 minutit.
- Lisa sool, jogurt ja koor. Sega hästi. Hauta 5–7 minutit, aeg-ajalt segades.
- Kaunista koriandri lehtedega. Serveeri kuumalt.

Navratan Korma

(Vürtsikad köögiviljasegud)

Serveerib 4

Koostisained

1 tl köömneid

2 tl mooniseemneid

3 rohelist kardemoni kauna

1 suur sibul, peeneks hakitud

25 g/vähe 1 untsi kookospähklit, hakitud

3 rohelist tšillit, pikisuunas lõigatud

3 spl ghee

15 india pähklit

3 spl võid

400g/14oz konservherneid

2 porgandit, keedetud ja tükeldatud

1 väike õun, peeneks hakitud

2 ananassi viilu, peeneks hakitud

125 g/4½ untsi jogurtit

60 ml/2fl untsi ühekordne kreem

120 ml/4 untsi tomatiketšupit

20 rosinat

Soola maitse järgi

1 spl Cheddari juustu, riivitud

1 spl koriandri lehti, peeneks hakitud

2 glasuuri kirsse

meetod

- Jahvatage köömned ja mooniseemned peeneks pulbriks. Kõrvale panema.
- Jahvatage kardemon, sibul, kookospähkel ja roheline tšillipipar paksuks pastaks. Kõrvale panema.
- Kuumuta ghee. Lisa india pähklid. Prae neid keskmisel kuumusel, kuni need muutuvad kuldpruuniks. Nõruta ja tõsta need kõrvale. Ärge visake gheed ära.
- Lisa ghee hulka või ja kuumuta segu hoolikalt segades minut aega.
- Lisa kardemoni-sibula segu. Prae keskmisel kuumusel segades 2 minutit.
- Lisa herned, porgandid, õun ja ananass. Prae segu segades 5-6 minutit.
- Lisa köömne-mooniseemnete segu. Keeda veel minut aega madalal kuumusel.
- Lisa jogurt, koor, ketšup, rosinad ja sool. Segage segu tasasel tulel 7-8 minutit.
- Kaunista korma juustu, koriandrilehtede, kirsside ja praetud india pähklitega. Serveeri kuumalt.

Sindhi Sai Bhaji*

(Sindi vürtsikad köögiviljad)

Serveerib 4

Koostisained

3 spl rafineeritud taimeõli

1 suur sibul, hakitud

3 rohelist tšillit, pikisuunas lõigatud

6 küüslauguküünt, peeneks hakitud

1 porgand, peeneks hakitud

1 suur roheline paprika, peeneks hakitud

1 väike kapsas, peeneks hakitud

1 suur kartul, peeneks hakitud

1 baklažaan, peeneks hakitud

100 g / 3½ untsi okra, tükeldatud

100 g/3½ untsi prantsuse ube, peeneks hakitud

150 g/5½ untsi spinatilehti, peeneks hakitud

100 g/3½ untsi koriandrilehti, peeneks hakitud

300g/10oz masoor dhal*, leotada 30 minutit ja nõrutada

150 g/5½ untsi mung dhali*, leotada 30 minutit ja nõrutada

750 ml / 1¼ pint vett

1 tl tšillipulbrit

1 tl jahvatatud koriandrit

½ tl kurkumit

1 tl soola

1 tomat

½ spl ghee

Näputäis asafoetida

meetod

- Kuumuta suures potis õli. Lisa sibul. Prae keskmisel kuumusel läbipaistvaks.
- Lisa roheline tšilli ja küüslauk. Prae veel minut aega.
- Lisage kõik ülejäänud koostisosad, välja arvatud tomat, ghee ja asafoetida. Sega korralikult läbi. Kata kaanega ja keeda tasasel tulel 10 minutit, korrapäraste ajavahemike järel segades.
- Aseta terve tomat köögiviljasegu peale, kata uuesti ja jätka segu küpsetamist 30 minutit.
- Tõsta tulelt ja sega sisu jämedalt läbi. Pange bhaji kõrvale.
- Kuumuta ghee potis. Lisa asafoetida. Laske sellel 10 sekundit pritsida. Valage otse bhaji peale. Segage segu hoolikalt. Serveeri kuumalt.

Nawabi punapeet

(Rikas punapeet)

Serveerib 4

Koostisained

500 g/1 nael 2 untsi keskmise suurusega peeti, kooritud

125 g/4½ untsi jogurtit

120 ml/4fl untsi ühekordne kreem

Soola maitse järgi

2,5 cm ingveri juur, julieneeritud

100 g/3½ untsi värskeid herneid

1 spl sidrunimahla

1 spl rafineeritud taimeõli

2 spl võid

1 suur sibul, riivitud

6 küüslauguküünt, purustatud

1 tl tšillipulbrit

Näputäis kurkumit

1 tl garam masala

250g/9oz Cheddari juustu, riivitud

50 g/1¾oz koriandrilehti, peeneks hakitud

meetod

- Õõnestage peedid. Ärge visake välja kühveldatud portsjoneid ära. Kõrvale panema.
- Sega omavahel 2 sl jogurtit, 2 sl koort ja soola.
- Viska õõnespeedid sellesse segusse, et need hästi kataks.
- Aurutage neid peete keskmisel kuumusel 5-7 minutit. Kõrvale panema.
- Sega kühvliga väljavõetud peediportsjonid ingveri, herneste, sidrunimahla ja soolaga.
- Kuumuta potis õli. Lisa peedi-ingveri segu. Prae keskmisel kuumusel segades 4-5 minutit.
- Täida aurutatud peedid selle seguga. Kõrvale panema.
- Kuumuta potis või. Lisa sibul ja küüslauk. Prae neid keskmisel kuumusel, kuni sibul muutub läbipaistvaks.
- Lisa ülejäänud koor, tšillipulber, kurkum ja garam masala. Sega põhjalikult. Küpseta 4-5 minutit.
- Lisa täidetud peedid, ülejäänud jogurt ja juust. Hauta 2-3 minutit ja lisa koriandrilehed. Serveeri kuumalt.

Baghara Baingan

(Kuum ja terav baklažaan)

Serveerib 4

Koostisained

1 spl koriandri seemneid

1 spl mooniseemneid

1 spl seesamiseemneid

½ tl köömneid

3 kuiva punast tšillit

100 g/3½ untsi värsket kookospähklit, riivitud

3 suurt sibulat, peeneks hakitud

2,5 cm ingveri juur

5 spl rafineeritud taimeõli

500 g/1 nael 2 untsi baklažaane, tükeldatud

8 karrilehte

½ tl kurkumit

½ tl tšillipulbrit

3 rohelist tšillit, pikisuunas lõigatud

8 karrilehte

1½ tl tamarindipastat

250 ml / 8fl untsi vett

Soola maitse järgi

meetod

- Kuivröstige koriandriseemneid, mooniseemneid, seesamiseemneid, köömneid ja punast tšillit 1-2 minutit. Kõrvale panema.
- Jahvatage kookospähkel, 1 sibul ja ingver paksuks pastaks. Kõrvale panema.
- Kuumuta potis pool õlist. Lisa baklažaanid. Prae neid keskmisel kuumusel 5 minutit, aeg-ajalt keerates. Nõruta ja tõsta need kõrvale.
- Kuumuta kastrulis ülejäänud õli. Lisa karrilehed ja ülejäänud sibulad. Prae neid keskmisel kuumusel, kuni sibul muutub pruuniks.
- Lisa kookospasta. Prae segades minut.
- Lisa ülejäänud koostisosad. Sega hästi. Keeda tasasel tulel 3-4 minutit.
- Lisa kuiv röstitud koriandriseemnete-mooniseemnete segu. Sega hästi. Jätkake küpsetamist 2-3 minutit.
- Lisa praetud baklažaanid. Segage segu hoolikalt. Küpseta 3-4 minutit. Serveeri kuumalt.

Aurutatud porgandi kofta

Serveerib 4

Koostisained

2 spl rafineeritud taimeõli

2 suurt sibulat, riivitud

6 tomatit, peeneks hakitud

1 spl jogurtit

1 tl garam masala

Kofta jaoks:

2 suurt porgandit, riivitud

125 g/4½ untsi besaani*

125 g/4½ untsi täisterajahu

150 g/5½ untsi purustatud nisu

1 tl garam masala

½ tl kurkumit

1 tl tšillipulbrit

¼ tl sidrunhapet

½ tl soodavesinikkarbonaati

2 tl rafineeritud taimeõli

Soola maitse järgi

Pasta jaoks:

3 tl koriandri seemneid

1 tl köömneid

4 musta pipart

3 nelki

5 cm/2 tolli kaneeli

2 rohelist kardemoni kauna

3 tl värsket kookospähklit, riivitud

6 punast tšillit

Soola maitse järgi

2 spl vett

meetod

- Sõtku kõik kofta koostisosad piisava koguse veega pehmeks tainaks. Jaga tainas kreeka pähkli suurusteks pallideks.
- Auruta pallikesi aurutisel keskmisel kuumusel 7-8 minutit. Kõrvale panema.
- Sega omavahel kõik pasta koostisained, välja arvatud vesi. Kuivröstige segu keskmisel kuumusel 2-3 minutit.
- Lisa segule vesi ja jahvata ühtlaseks pastaks. Kõrvale panema.
- Kuumuta potis õli. Lisa riivitud sibul. Prae keskmisel kuumusel, kuni need muutuvad läbipaistvaks.
- Lisa tomatid, jogurt, garam masala ja jahvatatud pasta. Hauta segu 2-3 minutit.
- Lisa aurutatud pallid. Sega hästi. Keeda segu tasasel tulel 3-4 minutit, korrapäraste ajavahemike järel segades. Serveeri kuumalt.

Dhingri Shabnam

(seenega täidetud Paneer pelmeenid)

Serveerib 4

Koostisained

450 g/1 nael paneer*

125 g/4½ untsi tavalist valget jahu

60 ml / 2 fl untsi vett

Rafineeritud taimeõli pluss lisapraadimiseks

¼ tl garam masala

Täidise jaoks:

100 g / 3½ untsi nööpeseeni

1 tl soolata võid

8 india pähklit, hakitud

16 rosinat

2 spl khoya*

1 spl paneer*

1 spl koriandri lehti, peeneks hakitud

1 roheline tšilli, hakitud

Kastme jaoks:

2 spl rafineeritud taimeõli

¼ tl lambaläätse seemneid

1 sibul, peeneks hakitud

1 tl küüslaugupastat

1 tl ingveripastat

¼ tl kurkumit

7-8 india pähklit, jahvatatud

50g/1¾oz jogurtit

1 suur sibul, jahvatatud pastaks

750 ml / 1¼ pint vett

Soola maitse järgi

meetod

- Sõtkuge paneer ja jahu 60 ml/2fl untsi veega, et moodustada pehme tainas. Jaga tainas 8 palliks. Tasandage ketasteks. Kõrvale panema.
- Täidise jaoks viiluta seened.
- Kuumuta pannil või. Lisa viilutatud seened. Prae neid segades keskmisel kuumusel minut.
- Tõsta tulelt ja sega ülejäänud täidise koostisainetega.
- Jagage see segu 8 võrdseks osaks.
- Aseta igale paneer-jahukettale üks täidiseportsjon. Sulgege koftade valmistamiseks kottidesse ja siluge pallideks.
- Kuumuta pannil praadimiseks õli. Lisa koftas. Prae neid keskmisel kuumusel, kuni need muutuvad kuldpruuniks. Nõruta ja tõsta need kõrvale.

- Kastme jaoks kuumuta potis 2 spl õli. Lisa lambaläätse seemned. Laske neil 15 sekundit pritsida.
- Lisa sibul. Prae keskmisel kuumusel läbipaistvaks.
- Lisa ülejäänud kastme koostisosad. Sega hästi. Hauta 8-10 minutit.
- Tõsta tulelt ja kurna kaste läbi supisõela eraldi kastrulisse.
- Lisa koftas õrnalt kurnatud kastmele.
- Hauta seda segu 5 minutit õrnalt segades.
- Puista garam masala dhingri shabnam peale. Serveeri kuumalt.

Seene Xacutti

(Vürtsikas seen Goani karris)

Serveerib 4

Koostisained

4 spl rafineeritud taimeõli

3 punast tšillit

2 suurt sibulat, peeneks hakitud

1 kookospähkel, riivitud

2 tl koriandri seemneid

4 musta pipart

½ tl kurkumit

1 tl mooniseemneid

2,5 cm/1 in kaneeli

2 nelki

2 rohelist kardemoni kauna

½ tl köömneid

½ tl apteegitilli seemneid

5 küüslauguküünt, purustatud

Soola maitse järgi

2 tomatit, peeneks hakitud

1 tl tamarindipastat

500 g/1 nael 2 untsi seeni, tükeldatud

1 spl koriandri lehti, peeneks hakitud

meetod

- Kuumuta potis 3 spl õli. Lisa punane tšilli. Prae neid keskmisel kuumusel 20 sekundit.
- Lisa sibul ja kookospähkel. Prae segu, kuni see muutub pruuniks. Kõrvale panema.
- Kuumuta kastrul. Lisa koriandriseemned, pipraterad, kurkum, mooniseemned, kaneel, nelk, kardemon, köömned ja apteegitilli seemned. Kuivröstige segu 1-2 minutit, pidevalt segades.
- Lisa küüslauk ja sool. Sega hästi. Kuivprae veel minut aega. Tõsta tulelt ja jahvata ühtlaseks seguks.
- Kuumuta ülejäänud õli. Lisa tomatid ja tamarindipasta. Prae seda segu keskmisel kuumusel minut.
- Lisa seened. Hauta 2-3 minutit.
- Lisa koriandriseemnete-pipraterade segu ning sibula-kookosesegu. Sega hästi. Prae tasasel tulel segades 3-4 minutit.
- Kaunista seente xacutti koriandrilehtedega. Serveeri kuumalt.

Paneer & Corn Curry

Serveerib 4

Koostisained

3 nelki

2,5 cm/1 in kaneeli

3 tera musta pipart

1 spl purustatud india pähkleid

1 spl mooniseemneid

3 spl sooja piima

2 spl rafineeritud taimeõli

1 suur sibul, riivitud

2 loorberilehte

½ tl ingveripastat

½ tl küüslaugupastat

1 tl punase tšilli pulbrit

4 tomatit, püreestatud

125 g/4½ untsi jogurtit, vahustatuna

2 spl ühekordset koort

1 tl suhkrut

½ tl garam masala

250g/9oz paneer*, tükeldatud

200 g/7 untsi suhkrumaisi tuumad, keedetud

Soola maitse järgi

2 spl koriandri lehti

meetod

- Jahvatage nelk, kaneel ja pipraterad peeneks pulbriks. Kõrvale panema.
- Leota india pähkleid ja mooniseemneid soojas piimas 30 minutit. Kõrvale panema.
- Kuumuta potis õli. Lisa sibul ja loorberilehed. Prae neid keskmisel kuumusel minut.
- Lisa jahvatatud nelgi-kaneeli-piprapulber ja india pähkli-moonipiima segu.
- Lisa ingveripasta, küüslaugupasta ja punase tšilli pulber. Sega hästi. Prae minut aega.
- Lisa tomatid. Prae segu segades tasasel tulel 2-3 minutit.
- Lisa jogurt, koor, suhkur, garam masala, paneer, suhkrumaisi tuumad ja sool. Segage segu hoolikalt. Keeda tasasel tulel 7-8 minutit, korrapäraste ajavahemike järel segades.
- Kaunista karri koriandrilehtedega. Serveeri kuumalt.

Basant Bahar

(Vürtsikad rohelised tomatid kastmes)

Serveerib 4

Koostisained

500 g/1 nael 2 untsi rohelisi tomateid

1 tl rafineeritud taimeõli

Näputäis asafoetida

3 väikest sibulat, peeneks hakitud

10 küüslauguküünt, purustatud

250 g/9 untsi besaani*

1 tl apteegitilli seemneid

1 tl jahvatatud koriandrit

¼ tl kurkumit

¼ tl garam masala

½ tl tšillipulbrit

1 tl sidrunimahla

Soola maitse järgi

Kastme jaoks:

3 sibulat, röstitud

2 tomatit, röstitud

1 cm/½ ingveri juur

2 rohelist tšillit

1 tl jogurtit

1 tl ühekordset koort

Näputäis asafoetida

1 tl köömneid

2 loorberilehte

Soola maitse järgi

2 tl rafineeritud taimeõli

150 g/5½ untsi pehmet kitsejuustu, murendatud

1 spl koriandri lehti, peeneks hakitud

meetod

- Tehke noaga tomati ülemisele poolele rist ja lõigake see pooleks, jättes alumine pool terveks. Korrake seda kõigi tomatite puhul. Kõrvale panema.
- Kuumuta potis õli. Lisa asafoetida. Laske sellel 10 sekundit pritsida.
- Lisa sibul ja küüslauk. Prae neid keskmisel kuumusel, kuni sibul muutub läbipaistvaks.
- Lisa besan, apteegitilli seemned, jahvatatud koriander, kurkum, garam masala ja tšillipulber. Jätkake praadimist 1-2 minutit.

- Lisa sidrunimahl ja sool. Sega hästi. Tõsta pliidilt ja topi see segu tükeldatud tomatitesse. Tõsta täidetud tomatid kõrvale.
- Jahvatage kõik kastme koostisosad peale õli, kitsejuustu ja koriandrilehed ühtlaseks pastaks. Kõrvale panema.
- Kuumuta 1 tl õli. Lisa kitsejuust. Prae seda keskmisel kuumusel, kuni see muutub kuldpruuniks. Kõrvale panema.
- Kuumuta teises potis ülejäänud õli. Lisa jahvatatud kastmepasta. Keeda segu keskmisel kuumusel 4-5 minutit, korrapäraste ajavahemike järel segades.
- Lisa täidetud tomatid. Sega hästi. Kata kastrul kaanega ja keeda segu keskmisel kuumusel 4-5 minutit.
- Puista basantbahari peale koriandrilehed ja praetud kitsejuust. Serveeri kuumalt.

Palak Kofta

(Spinati pelmeenid kastmes)

Serveerib 4

Koostisained

Kofta jaoks:

300 g/10 untsi spinatit, peeneks hakitud

1 cm/½ ingveri juur

1 roheline tšilli

1 küüslauguküüs

Soola maitse järgi

½ tl garam masala

30 g/1 untsi kitsejuustu, nõrutatud

2 spl besaani*, röstitud

4 spl rafineeritud taimeõli pluss lisa friteerimiseks

Kastme jaoks:

½ tl köömneid

2,5 cm ingveri juur

2 küüslauguküünt

¼ tl koriandri seemneid

2 väikest sibulat, jahvatatud

Näputäis tšillipulbrit

¼ tl kurkumit

½ tomatit, püreestatud

Soola maitse järgi

120 ml / 4 fl untsi vett

2 spl ühekordset koort

1 spl peeneks hakitud koriandri lehti

meetod

- Koftade valmistamiseks sega potis spinat, ingver, roheline tšilli, küüslauk ja sool. Keeda seda segu keskmisel kuumusel 15 minutit. Nõruta ja purusta ühtlaseks pastaks.
- Sõtku see pasta koos kõigi ülejäänud kofta koostisosadega, välja arvatud õli, tugevaks tainaks. Jagage see tainas kreeka pähkli suurusteks pallideks.
- Kuumuta potis praadimiseks õli. Lisa pallid. Prae neid keskmisel kuumusel, kuni need muutuvad kuldpruuniks. Nõruta ja tõsta need kõrvale.
- Kastme valmistamiseks jahvata kokku köömned, ingver, küüslauk ja koriandriseemned. Kõrvale panema.
- Kuumuta potis 4 spl õli. Lisa jahvatatud sibul. Prae madalal kuumusel pruuniks. Lisa köömne-ingveri pasta. Prae veel minut aega.
- Lisa tšillipulber, kurkum ja tomatipüree. Sega hästi. Jätkake praadimist 2-3 minutit.

- Lisa sool ja vesi. Sega hästi. Kata kaanega ja hauta 5-6 minutit, korrapäraste ajavahemike järel segades.
- Avage ja lisage koftas. Hauta veel 5 minutit.
- Kaunista koore ja koriandrilehtedega. Serveeri kuumalt.

Kapsas Kofta

(Kapsa pelmeenid kastmes)

Serveerib 4

Koostisained

Kofta jaoks:

100 g/3½ untsi kapsast, riivitud

4 suurt kartulit, keedetud

1 tl köömneid

1 tl ingveripastat

2 rohelist tšillit, peeneks hakitud

1 tl sidrunimahla

Soola maitse järgi

Rafineeritud taimeõli friteerimiseks

Kastme jaoks:

1 spl võid

3 väikest sibulat, peeneks hakitud

4 küüslauguküünt

4-6 tomatit, peeneks hakitud

¼ tl kurkumit

1 tl tšillipulbrit

1 tl suhkrut

250 ml / 8fl untsi vett

Soola maitse järgi

1 spl koriandri lehti, peeneks hakitud

meetod

- Sõtku kokku kõik kofta koostisosad, välja arvatud õli, et moodustuks pehme tainas. Jaga tainas kreeka pähkli suurusteks pallideks.
- Kuumuta potis õli. Prae pallid keskmisel kuumusel kuldpruuniks. Nõruta ja tõsta kõrvale.
- Kastme valmistamiseks kuumuta potis või. Lisa sibul ja küüslauk. Prae neid keskmisel kuumusel, kuni need muutuvad kuldpruuniks.
- Lisa tomatid, kurkum ja tšillipulber. Prae segu segades 4-5 minutit.
- Lisa suhkur, vesi ja sool. Sega hästi. Kata kaanega ja hauta 6-7 minutit.
- Lisa praetud kofta pallid. Hauta 5-6 minutit.
- Kaunista kapsa kofta koriandrilehtedega. Serveeri kuumalt.

Koottu

(küpsemata banaanikarri)

Serveerib 4

Koostisained

2 spl värsket kookospähklit, riivitud

½ tl köömneid

2 rohelist tšillit

1 spl pikateralist riisi, leotatud 15 minutit

500 ml / 16fl untsi vett

200 g/7 untsi küpset banaani, kooritud ja kuubikuteks lõigatud

Soola maitse järgi

2 tl kookosõli

½ tl sinepiseemneid

½ tl urad dhali*

Näputäis asafoetida

8-10 karrilehte

meetod

- Jahvatage kookospähkel, köömned, rohelised tšillid ja riis 4 spl veega ühtlaseks pastaks. Kõrvale panema.
- Sega banaan ülejäänud vee ja soolaga. Keeda seda segu kastrulis keskmisel kuumusel 10-12 minutit.
- Lisa kookose-köömne seemnete pasta. Küpseta 2-3 minutit. Kõrvale panema.
- Kuumuta potis õli. Lisa sinepiseemned, urad dhal, asafoetida ja karrilehed. Laske neil 30 sekundit pritsida.
- Vala see segu banaanikarri hulka. Sega hästi. Serveeri kuumalt.

MÄRGE:*Küpsemata banaani võid asendada ka valge tuhkkõrvitsa või madukõrvitsaga.*

Paneer Või Masala

Serveerib 4

Koostisained

Rafineeritud taimeõli praadimiseks

500 g/1 nael 2 untsi paneer*, tükeldatud

1 suur porgand, peeneks hakitud

100 g/3½ untsi prantsuse ube, peeneks hakitud

200 g/7 untsi külmutatud herneid

3 rohelist tšillit, jahvatatud

Soola maitse järgi

1 spl koriandri lehti, peeneks hakitud

Kastme jaoks:

2,5 cm ingveri juur

4 küüslauguküünt

4 rohelist tšillit

1 tl köömneid

3 spl võid

2 väikest sibulat, riivitud

4 tomatit, püreestatud

1 tl maisijahu

300 g/10 untsi jogurtit

2 tl suhkrut

½ tl garam masala

250 ml / 8fl untsi vett

Soola maitse järgi

meetod

- Kuumuta potis õli. Lisage paneelitükid. Prae neid keskmisel kuumusel, kuni need muutuvad kuldpruuniks. Nõruta ja tõsta need kõrvale.
- Sega porgand, oad ja herned omavahel. Aurutage seda segu aurutises keskmisel kuumusel 8-10 minutit.
- Lisa roheline tšilli ja sool. Sega hästi. Kõrvale panema.
- Kastme valmistamiseks jahvatage ingver, küüslauk, roheline tšilli ja köömned ühtlaseks pastaks.
- Kuumuta potis või. Lisa sibulad. Prae neid keskmisel kuumusel, kuni need muutuvad läbipaistvaks.
- Lisa ingveri-küüslaugupasta ja tomatid. Prae veel minut aega.
- Lisa maisijahu, jogurt, suhkur, garam masala, vesi ja sool. Segage segu 4-5 minutit.
- Lisa aurutatud köögiviljasegu ja praetud paneer. Sega hästi. Kata kaanega ja keeda segu tasasel tulel 2-3 minutit.
- Kaunista paneervõi masala koriandrilehtedega. Serveeri kuumalt.

Mor Kolambu

(Lõuna-India stiilis segaköögiviljad)

Serveerib 4

Koostisained

2 tl kookosõli

2 keskmise suurusega baklažaani, tükeldatud

2 India trummipulka*, tükeldatud

100 g/3½ untsi kõrvitsat*, tükeldatud

100 g / 3½ untsi okra

Soola maitse järgi

200 g/7 untsi jogurtit

250 ml / 8fl untsi vett

10 karrilehte

Maitseainesegu jaoks:

2 spl mung dhali*, leotada 10 minutit

1 spl koriandri seemneid

½ tl köömneid

4-5 lambaläätse seemet

½ tl sinepiseemneid

½ tl basmati riisi

2 tl värsket kookospähklit, riivitud

meetod

- Sega kõik maitseainesegu ained omavahel. Kõrvale panema.
- Kuumuta potis kookosõli. Lisa baklažaanid, kintsud, kõrvits, okra ja sool. Prae seda segu keskmisel kuumusel 4-5 minutit.
- Lisa vürtsisegu. Prae segades 4-5 minutit.
- Lisa jogurt ja vesi. Sega hästi. Kata kaanega ja hauta 7-8 minutit.
- Kaunista mor kolambu karrilehtedega. Serveeri kuumalt.

Aloo Gobhi aur Methi ka Tuk

(Sindhi stiilis kartul, lillkapsas ja lambaläätse)

Serveerib 4

Koostisained

500 ml / 16fl untsi vett

Soola maitse järgi

4 suurt koorimata kartulit, hakitud 5 cm suurusteks tükkideks

20 g/¾ untsi värskeid lambaläätse lehti

3 spl rafineeritud taimeõli

1 spl sinepiseemneid

2-4 karrilehte

1 spl ingveripastat

1 tl küüslaugupastat

800 g/1¾ naela lillkapsa õisikud

1 tl tšillipulbrit

1 tl amchoor*

½ tl jahvatatud köömneid

½ tl jämedalt jahvatatud musta pipart

Suur näputäis kuivatatud lambaläätse lehti

2 spl värskeid granaatõunaseemneid

meetod

- Pane vesi kastrulisse, lisa sool ja kuumuta keemiseni.
- Lisa kartulid ja küpseta, kuni need muutuvad pehmeks. Nõruta kartulid ja tõsta kõrvale.
- Hõõruge värskeid lambaläätse lehti soolaga, et vähendada nende kibedust. Pese ja nõruta lehed. Kõrvale panema.
- Kuumuta potis õli. Lisa sinepiseemned ja karrilehed. Laske neil 15 sekundit pritsida.
- Lisa ingveripasta ja küüslaugupasta. Prae segu keskmisel kuumusel minut.
- Lisa lillkapsa õisikud, tšillipulber, amchoor, jahvatatud köömned, pipar ja kuivatatud lambaläätse lehed. Jätkake praadimist 3-4 minutit.
- Lisa kartulid ja värsked lambaläätse lehed. Prae segu segades tasasel tulel 7-8 minutit.
- Kaunista granaatõunaseemnetega. Serveeri kuumalt.

Avial

(Lõuna-India köögiviljasegud)

Serveerib 4

Koostisained

400 g/14 untsi tavalist jogurtit

1 tl köömneid

100 g/3½ untsi värsket kookospähklit, riivitud

Soola maitse järgi

4 tl koriandrilehti, peeneks hakitud

750 ml / 1¼ pint vett

100 g/3½ untsi kõrvitsat*, tükeldatud

200 g/7 untsi külmutatud köögiviljade segu

¼ tl kurkumit

4 rohelist tšillit, pikisuunas lõigatud

120 ml/4fl untsi rafineeritud taimeõli

¼ tl sinepiseemneid

10 karrilehte

Näputäis asafoetida

2 kuivatatud punast tšillit

meetod

- Vahusta jogurt köömnete, kookose, soola, koriandri lehtede ja 250 ml/8fl untsi veega. Kõrvale panema.
- Segage kõrvits ja köögiviljasegud sügavas kastrulis soola, 500 ml/16 fl untsi vee ja kurkumiga. Keeda seda segu keskmisel kuumusel 10-15 minutit. Kõrvale panema.
- Lisa jogurtisegu ja roheline tšilli ning hauta 10 minutit, sageli segades. Kõrvale panema.
- Kuumuta potis õli. Lisa ülejäänud koostisosad. Laske neil 30 sekundit pritsida.
- Valage see köögiviljasegusse. Sega hästi. Hauta 1-2 minutit.
- Serveeri kuumalt.

Petipiima karri

Serveerib 4

Koostisained

400 g/14 untsi jogurtit

250 ml / 8fl untsi vett

3 tl besaani*

2 rohelist tšillit, pikisuunas lõigatud

10 karrilehte

Soola maitse järgi

1 spl ghee

½ tl köömneid

6 küüslauguküünt, purustatud

2 nelki

2 punast tšillit

Näputäis asafoetida

½ tl kurkumit

1 tl tšillipulbrit

2 spl koriandrilehti, peeneks hakitud

meetod

- Sega kastrulis jogurt, vesi ja besan korralikult läbi. Veenduge, et ei tekiks tükke.
- Lisa rohelised tšillid, karrilehed ja sool. Keeda seda segu aeg-ajalt segades tasasel tulel 5-6 minutit. Kõrvale panema.
- Kuumuta ghee potis. Lisa köömned ja küüslauk. Prae neid keskmisel kuumusel minut.
- Lisa nelk, punane tšilli, asafoetida, kurkum ja tšillipulber. Sega hästi. Prae seda segu 1 minut.
- Vala see jogurti karri hulka. Hauta 4-5 minutit.
- Kaunista karri koriandrilehtedega. Serveeri kuumalt.

Lillkapsa kreemkarri

Serveerib 4

Koostisained

1 tl köömneid

3 rohelist tšillit, pikisuunas lõigatud

1 cm/½ ingveri juur, riivitud

150 g / 5½ untsi ghee

500 g/1 nael 2 untsi lillkapsa õisikuid

3 suurt kartulit, tükeldatud

2 tomatit, peeneks hakitud

125 g/4½ untsi külmutatud herneid

2 tl suhkrut

750 ml / 1¼ pint vett

Soola maitse järgi

250 ml/8fl untsi ühekordne kreem

1 tl garam masala

25 g/vähe 1 untsi koriandrilehti, peeneks hakitud

meetod

- Jahvata köömned, roheline tšilli ja ingver pastaks. Kõrvale panema.
- Kuumuta ghee potis. Lisa lillkapsas ja kartul. Prae neid keskmisel kuumusel, kuni need muutuvad kuldpruuniks.
- Lisa köömne-tšilli pasta. Prae 2-3 minutit.
- Lisa tomatid ja herned. Sega hästi. Prae seda segu 3-4 minutit.
- Lisa suhkur, vesi, sool ja koor. Sega korralikult läbi. Kata kaanega ja hauta 10-12 minutit.
- Puista karri peale garam masala ja koriandrilehed. Serveeri kuumalt.

Herned Usal

(Herned Masala)

Serveerib 3

Koostisained

1 spl rafineeritud taimeõli

¼ tl sinepiseemneid

¼ tl köömneid

¼ tl tšillipulbrit

¼ tl garam masala

2 rohelist tšillit, pikisuunas lõigatud

500 g/1 nael 2 untsi värskeid herneid

2 spl vett

Soola maitse järgi

1 spl värsket kookospähklit, riivitud

10 g/¼ untsi koriandri lehti, peeneks hakitud

meetod

- Kuumuta potis õli. Lisa sinepiseemned ja köömned. Laske neil 15 sekundit pritsida.
- Lisa tšillipulber, garam masala ja roheline tšilli. Prae segu keskmisel kuumusel minut.
- Lisa herned, vesi ja sool. Sega hästi. Keeda segu tasasel tulel 7-8 minutit.
- Kaunista kookose ja koriandri lehtedega. Serveeri kuumalt.

Aloo Posto

(kartul mooniseemnetega)

Serveerib 4

Koostisained

2 spl sinepiõli

1 tl köömneid

4 spl mooniseemneid, jahvatatud

4 rohelist tšillit, tükeldatud

½ tl kurkumit

Soola maitse järgi

6 kartulit, keedetud ja tükeldatud

2 spl koriandrilehti, peeneks hakitud

meetod

- Kuumuta potis õli. Lisa köömned. Laske neil 15 sekundit pritsida.
- Lisa jahvatatud mooniseemned, roheline tšilli, kurkum ja sool. Prae segu paar sekundit.
- Lisa kartulid. Viska hästi. Prae segu 3-4 minutit.
- Kaunista koriandri lehtedega. Serveeri kuumalt.

Palak Paneer

(Paneer spinatikastmes)

Serveerib 4

Koostisained

1 spl rafineeritud taimeõli

50g/1¾oz paneer*, kuubikuteks

1 tl köömneid

1 roheline tšilli pikuti viilutatud

1 väike sibul, peeneks hakitud

200 g/7 untsi spinatit, aurutatud ja jahvatatud

1 tl sidrunimahla

Suhkur maitse järgi

Soola maitse järgi

meetod

- Kuumuta potis õli. Lisa paneer ja prae kuldpruuniks. Nõruta ja tõsta kõrvale.
- Samale õlile lisa köömned, roheline tšilli ja sibul. Prae neid keskmisel kuumusel, kuni sibul muutub pruuniks.
- Lisa ülejäänud koostisosad. Segage segu hoolikalt. Küpseta 5 minutit.
- Laske sellel segul mõnda aega jahtuda. Jahvata köögikombainis jämedaks pastaks.
- Tõsta kastrulisse ja lisa praetud paneeritükid. Sega kergelt läbi. Keeda tasasel tulel 3-4 minutit. Serveeri kuumalt.

Matar Paneer

(herned ja paneer)

Serveerib 4

Koostisained

1½ spl ghee

250g/9oz paneer*, tükeldatud

2 loorberilehte

½ tl tšillipulbrit

¼ tl kurkumit

1 tl jahvatatud koriandrit

½ tl jahvatatud köömneid

400g/14oz keedetud herned

2 suurt tomatit, blanšeeritud

5 india pähklit, jahvatatud pastaks

2 spl kreeka jogurtit

Soola maitse järgi

meetod

- Kuumuta pool gheest potis. Lisa paneeritükid ja prae neid keskmisel kuumusel kuldpruuniks. Kõrvale panema.
- Kuumuta kastrulis ülejäänud ghee. Lisa loorberilehed, tšillipulber, kurkum, koriander ja köömned. Laske neil 30 sekundit pritsida.
- Lisa herned ja tomatid. Prae 2-3 minutit.
- Lisa india pähklipasta, jogurt, sool ja praetud paneeritükid. Sega hästi. Hauta segu 10 minutit, aeg-ajalt segades. Serveeri kuumalt.

Dahi Karela

(Jogurtis praetud kibekõrvits)

Serveerib 4

Koostisained

250g/9oz mõrukõrvits*, kooritud ja pikisuunas lõigatud

Soola maitse järgi

1 tl amchoor*

2 spl rafineeritud taimeõli pluss lisa friteerimiseks

2 suurt sibulat, peeneks hakitud

½ tl küüslaugupastat

½ tl ingveripastat

400 g/14 untsi jogurtit

1½ tl jahvatatud koriandrit

1 tl tšillipulbrit

½ tl kurkumit

½ tl garam masala

250 ml / 8fl untsi vett

meetod

- Marineerige kibekõrvitsa soola ja amchooriga tund aega. Kuumuta potis praadimiseks õli. Lisa kõrvits. Prae keskmisel kuumusel kuldpruuniks. Nõruta ja tõsta kõrvale.
- Kuumuta potis 2 spl õli. Lisa sibul, küüslaugupasta ja ingveripasta. Prae keskmisel kuumusel, kuni sibul on pruun.
- Lisa ülejäänud koostisosad ja mõrukõrvits. Sega hästi. Keeda segu tasasel tulel 7-8 minutit. Serveeri kuumalt.

Tomatikarri köögiviljadega

Serveerib 4

Koostisained

3 spl rafineeritud taimeõli

Näputäis sinepiseemneid

Näputäis köömneid

Näputäis asafoetida

8 karrilehte

4 rohelist tšillit, peeneks hakitud

200 g/7 untsi külmutatud köögiviljade segu

750 g/1 nael 10 untsi tomateid, püreestatud

4 spl besaani*

Soola maitse järgi

meetod

- Kuumuta potis õli. Lisa sinepiseemned, köömned, asafoetida, karrilehed ja tšilli. Laske neil 15 sekundit pritsida.
- Lisa köögiviljad, tomatipüree, besan ja sool. Sega hästi. Keeda tasasel tulel 8-10 minutit, aeg-ajalt segades. Serveeri kuumalt.

Doodhi koos Chana Dhaliga

(pudelkõrvits Gram Dhalis)

Serveerib 4

Koostisained

1 tl rafineeritud taimeõli

¼ tl sinepiseemneid

500g/1nael 2oz pudelkõrvits*, kuubikuteks

1 spl chana dhal*, leotada 1 tund ja nõrutada

2 tomatit, peeneks hakitud

Näputäis kurkumit

2 tl hapukoort*, riivitud

½ tl tšillipulbrit

Soola maitse järgi

120 ml / 4 fl untsi vett

10 g/¼ untsi koriandri lehti, peeneks hakitud

meetod

- Kuumuta potis õli. Lisa sinepiseemned. Laske neil 15 sekundit pritsida.
- Lisa ülejäänud koostisosad, välja arvatud vesi ja koriandrilehed. Sega hästi. Prae 4-5 minutit. Lisa vesi. Hauta 30 minutit.
- Kaunista koriandri lehtedega. Serveeri kuumalt.

Tomat chi Bhaji*

(tomatikarri)

Serveerib 4

Koostisained

250g/9oz röstitud maapähkleid

3 rohelist tšillit

6 suurt tomatit, blanšeeritud ja viilutatud

1½ spl tamarindipastat

1 spl jaggery*, riivitud

1 tl garam masala

1 tl jahvatatud köömneid

½ tl tšillipulbrit

Soola maitse järgi

1 spl koriandri lehti, peeneks hakitud

meetod

- Jahvatage maapähklid ja rohelised tšillid ühtlaseks pastaks.
- Sega ülejäänud koostisosadega, välja arvatud koriandrilehed. Keeda seda segu kastrulis keskmisel kuumusel 5-6 minutit.
- Kaunista bhaji koriandrilehtedega. Serveeri kuumalt.

Kuivad kartulid

Serveerib 4

Koostisained

1 spl rafineeritud taimeõli

½ tl sinepiseemneid

3 rohelist tšillit, pikisuunas lõigatud

8-10 karrilehte

¼ tl asafoetida

¼ tl kurkumit

Soola maitse järgi

500 g/1 nael 2 untsi kartulit, keedetud ja tükeldatud

10 g/¼ untsi koriandri lehti, peeneks hakitud

meetod

- Kuumuta potis õli. Lisa sinepiseemned. Laske neil 15 sekundit pritsida.
- Lisa rohelised tšillid, karrilehed, asafoetida, kurkum ja sool. Prae seda segu keskmisel kuumusel minut.
- Lisa kartulid. Viska hästi. Kata kaanega ja küpseta 5 minutit.
- Kaunista kartulisegu koriandrilehtedega. Serveeri kuumalt.

Täidisega Okra

Serveerib 4

Koostisained

1 spl jahvatatud koriandrit

6 küüslauguküünt

50 g/1¾oz värsket kookospähklit, peeneks riivitud

1 cm/½ ingveri juur

4 rohelist tšillit

6 spl besaani*

1 suur sibul, peeneks hakitud

1 tl jahvatatud köömneid

½ tl tšillipulbrit

½ tl kurkumit

Soola maitse järgi

750 g/1 nael 10 untsi suur okra, pooleldi sisse lõigatud

60 ml/2fl untsi rafineeritud taimeõli

meetod

- Jahvata koriander, küüslauk, kookospähkel, ingver ja roheline tšilli ühtlaseks pastaks. Segage see pasta ülejäänud koostisosadega, välja arvatud okra ja õli.
- Täida see segu okrasse.
- Kuumuta pannil õli. Lisa täidisega okra. Prae keskmisel kuumusel pruuniks, aeg-ajalt keerates. Serveeri kuumalt.

Masala Okra

Serveerib 4

Koostisained

2 spl rafineeritud taimeõli

2 küüslauguküünt, peeneks hakitud

½ tl tšillipulbrit

¼ tl kurkumit

½ tl jahvatatud koriandrit

½ tl jahvatatud köömneid

600 g/1 nael 5 untsi okra, tükeldatud

Soola maitse järgi

meetod

- Kuumuta potis õli. Lisa küüslauk. Prae keskmisel kuumusel pruuniks. Lisa ülejäänud koostisosad, välja arvatud okra ja sool. Sega hästi. Prae seda segu 1-2 minutit.
- Lisa okra ja sool. Prae segu segades tasasel tulel 3-4 minutit. Serveeri kuumalt.

Simla Matar

(Rohelise pipra ja herne karri)

Serveerib 4

Koostisained

2 spl rafineeritud taimeõli

3 väikest sibulat, peeneks hakitud

2 rohelist tšillit, peeneks hakitud

1 tl ingveripastat

1 tl küüslaugupastat

2 suurt rohelist paprikat, tükeldatud

600 g/1 nael 5 untsi külmutatud herneid

250 ml / 8fl untsi vett

Soola maitse järgi

1 spl värsket kookospähklit, riivitud

½ tl jahvatatud kaneeli

meetod

- Kuumuta potis õli. Lisa sibulad. Prae neid keskmisel kuumusel, kuni need muutuvad pruuniks.
- Lisa rohelised tšillid, ingveripasta ja küüslaugupasta. Prae 1-2 minutit.
- Lisa paprika ja herned. Jätkake praadimist 5 minutit.
- Lisa vesi ja sool. Sega hästi. Kata kaanega ja hauta 8-10 minutit.
- Kaunista kookose ja kaneeliga. Serveeri kuumalt.

Prantsuse oad

Serveerib 4

Koostisained

3 spl rafineeritud taimeõli

¼ tl köömneid

¼ tl kurkumit

½ tl tšillipulbrit

1 tl jahvatatud koriandrit

1 tl jahvatatud köömneid

1 tl suhkrut

Soola maitse järgi

500 g/1 nael 2 untsi prantsuse ube, peeneks hakitud

120 ml / 4 fl untsi vett

meetod

- Kuumuta potis õli. Lisa köömned ja kurkum. Laske neil 15 sekundit pritsida.
- Lisa ülejäänud koostisosad, välja arvatud vesi. Sega hästi.
- Lisa vesi. Katke kaanega. Hauta 10-12 minutit. Serveeri kuumalt.

Masala trummipulgad

Serveerib 4

Koostisained

2 spl rafineeritud taimeõli

2 väikest sibulat, peeneks hakitud

½ tl ingveripastat

1 tomat, peeneks hakitud

1 roheline tšilli, peeneks hakitud

1 tl jahvatatud köömneid

1 tl jahvatatud koriandrit

½ tl kurkumit

¾ tl tšillipulbrit

4 India trummipulka*, hakitud 5 cm/2 tolli tükkideks

Soola maitse järgi

250 ml / 8fl untsi vett

1 spl koriandri lehti, peeneks hakitud

meetod

- Kuumuta potis õli. Lisa sibul ja ingveripasta. Prae neid keskmisel kuumusel, kuni sibul muutub läbipaistvaks.
- Lisa ülejäänud koostisosad, välja arvatud vesi ja koriandrilehed. Sega hästi. Prae 5 minutit. Lisa vesi. Sega korralikult läbi. Katke kaanega. Hauta 10-15 minutit.
- Kaunista masala trummid koriandrilehtedega. Serveeri kuumalt.

Kuiv vürtsikas kartul

Serveerib 4

Koostisained

750 g/1 nael 10 untsi kartulit, keedetud ja tükeldatud

½ tl chaat masala*

½ tl tšillipulbrit

¼ tl kurkumit

3 spl rafineeritud taimeõli

1 tl valgeid seesamiseemneid

2 kuiva punast tšillit, neljaks lõigatud

Soola maitse järgi

½ tl jahvatatud köömneid, kuivröstitud

10 g/¼ untsi koriandri lehti, peeneks hakitud

½ sidruni mahl

meetod

- Viska kartulid peale chaat masala, tšillipulbri ja kurkumiga, kuni vürtsid katavad kartulid. Kõrvale panema.
- Kuumuta potis õli. Lisa seesamiseemned ja punane tšilli. Laske neil 15 sekundit pritsida.
- Lisa kartulid ja sool. Sega hästi. Keeda tasasel tulel 7-8 minutit. Puista peale ülejäänud ained. Serveeri kuumalt.

Khatte Palak

(Magus spinat)

Serveerib 4

Koostisained

3 spl rafineeritud taimeõli

1 suur sibul, riivitud

½ tl ingveripastat

½ tl küüslaugupastat

400 g/14 untsi spinatit, peeneks hakitud

2 rohelist tšillit, peeneks hakitud

½ tl kurkumit

1 tl jahvatatud köömneid

Soola maitse järgi

125 g/4½ untsi jogurtit, vahustatuna

meetod

- Kuumuta potis õli. Lisa sibul, ingveripasta ja küüslaugupasta. Prae seda segu keskmisel kuumusel, kuni sibul on läbipaistev.
- Lisa ülejäänud koostisosad, välja arvatud jogurt. Sega korralikult läbi. Keeda tasasel tulel 7-8 minutit.
- Lisa jogurt. Sega hästi. Hauta 4-5 minutit. Serveeri kuumalt.

Segatud kolm-ühes köögiviljad

Serveerib 4

Koostisained

4 spl rafineeritud taimeõli

¼ tl sinepiseemneid

¼ tl lambaläätse seemneid

300 g / 10 untsi okra, kuubikuteks lõigatud

2 rohelist paprikat, südamikust puhastatud ja tükeldatud

2 tomatit, peeneks hakitud

2 suurt kurki, peeneks hakitud

½ tl tšillipulbrit

¼ tl kurkumit

Soola maitse järgi

meetod

- Kuumuta potis õli. Lisa sinep ja lambaläätseseemned. Laske neil 15 sekundit pritsida.
- Lisa okra. Prae keskmisel kuumusel 7 minutit. Lisa ülejäänud koostisosad. Sega hästi. Keeda tasasel tulel 5-6 minutit. Serveeri kuumalt.

Kartul jogurtikastmes

Serveerib 4

Koostisained

120 ml / 4 fl untsi vett

3 spl rafineeritud taimeõli

1 tl köömneid

1 tl sinepiseemneid

1 cm/½ ingveri juur, riivitud

2 küüslauguküünt, purustatud

3 suurt kartulit, keedetud ja tükeldatud

200 g/7 untsi jogurtit, vahustatuna

¼ tl täisterajahu

1 tl soola

Maitseainesegu jaoks:

1 tl tšillipulbrit

½ tl jahvatatud koriandrit

¼ tl kurkumit

¼ tl garam masala

Näputäis asafoetida

meetod

- Sega vürtsisegu koostisained poole veega. Kõrvale panema.
- Kuumuta potis õli. Lisa köömned ja sinepiseemned. Laske neil 15 sekundit pritsida. Lisa ingver ja küüslauk. Prae neid keskmisel kuumusel minut.
- Lisa vürtsisegu ja kõik ülejäänud koostisosad. Sega korralikult läbi. Hauta 10-12 minutit. Serveeri kuumalt.

Kele ki Bhaji

(küpsemata banaanikarri)

Serveerib 4

Koostisained

6 küpset banaani, kooritud ja viilutatud 2,5 cm paksusteks tükkideks

Soola maitse järgi

3 spl rafineeritud taimeõli

1 suur sibul, peeneks viilutatud

2 küüslauguküünt, purustatud

2-3 rohelist tšillit, pikisuunas lõigatud

1 cm/½ ingveri juur

1 tl kurkumit

½ tl köömneid

½ värsket kookospähklit, riivitud

meetod

- Leota banaane tund aega külmas vees ja soolas. Nõruta ja tõsta kõrvale.
- Kuumuta potis õli. Lisa sibul, küüslauk, roheline tšilli ja ingver. Prae neid keskmisel kuumusel, kuni sibul muutub pruuniks.
- Lisa banaanid ja kurkum, köömned ja sool. Sega hästi. Kata kaanega ja keeda tasasel tulel 5-6 minutit.
- Lisa kookospähkel, sega kergelt läbi ja küpseta 2-3 minutit. Serveeri kuumalt.

Kookospähkel Kathal

(Roheline jakk kookospähkliga)

Serveerib 4

Koostisained

500 g/1 nael 2 untsi küpset kikkapuuvilja*, kooritud ja tükeldatud

500 ml / 16fl untsi vett

Soola maitse järgi

100 ml / 3½ fl untsi sinepiõli

2 loorberilehte

1 tl köömneid

1 tl ingveripastat

250 ml/8fl untsi kookospiima

Suhkur maitse järgi

Maitsestamiseks:

75 g/2½ untsi ghee

1 cm/½ kaneelis

4 rohelist kardemoni kauna

1 tl tšillipulbrit

2 rohelist tšillit, pikisuunas lõigatud

meetod

- Sega kikkapuu tükid vee ja soolaga. Keeda seda segu kastrulis keskmisel kuumusel 30 minutit. Nõruta ja tõsta kõrvale.
- Kuumuta potis sinepiõli. Lisa loorberilehed ja vürtsköömned. Laske neil 15 sekundit pritsida.
- Lisa kikkapuu ja ingveripasta, kookospiim ja suhkur. Keeda 3-4 minutit, pidevalt segades. Kõrvale panema.
- Kuumuta ghee pannil. Lisa maitseaineained. Prae 30 sekundit.
- Vala see segu kikkapuu segule. Serveeri kuumalt.

Vürtsikad jamsiviilud

Serveerib 4

Koostisained

500 g/1 nael 2 untsi jamssi

1 keskmise suurusega sibul

1 tl ingveripastat

1 tl küüslaugupastat

1 tl tšillipulbrit

1 tl jahvatatud koriandrit

4 nelki

1 cm/½ kaneelis

4 rohelist kardemoni kauna

½ tl pipart

50 g/1¾oz koriandri lehti

50 g/1¾oz piparmündilehti

Soola maitse järgi

Rafineeritud taimeõli praadimiseks

meetod

- Koori jamss ja lõika 1 cm/½ paksusteks viiludeks. Aurutage 5 minutit. Kõrvale panema.
- Jahvatage ülejäänud koostisosad, välja arvatud õli, ühtlaseks pastaks.
- Kandke pasta jamsiviilude mõlemale küljele.
- Kuumuta õli mittenakkuval pannil. Lisa jamsiviilud. Prae mõlemalt poolt krõbedaks, lisades äärtele veidi õli. Serveeri kuumalt.

Yam Masala

Serveerib 4

Koostisained

400 g/14 untsi jamssi, kooritud ja kuubikuteks lõigatud

750 ml / 1¼ pint vett

Soola maitse järgi

3 spl rafineeritud taimeõli

¼ sinepiseemneid

2 tervet punast tšillit, jämedalt hakitud

¼ tl kurkumit

¼ tl jahvatatud köömneid

1 tl jahvatatud koriandrit

3 spl maapähkleid, jämedalt jahvatatud

meetod

- Keeda jamssi koos vee ja soolaga kastrulis 30 minutit. Nõruta ja tõsta kõrvale.

- Kuumuta potis õli. Lisa sinepiseemned ja punase tšilli tükid. Laske neil 15 sekundit pritsida.

- Lisa ülejäänud koostisosad ja keedetud jamss. Sega hästi. Keeda tasasel tulel 7-8 minutit. Serveeri kuumalt

Punapeet Masala

Serveerib 4

Koostisained

2 spl rafineeritud taimeõli

3 väikest sibulat, peeneks hakitud

½ tl ingveripastat

½ tl küüslaugupastat

3 rohelist tšillit, pikisuunas lõigatud

3 peeti, kooritud ja tükeldatud

¼ tl kurkumit

1 tl jahvatatud koriandrit

¼ tl garam masala

Soola maitse järgi

125 g/4½ untsi tomatipüreed

1 spl koriandri lehti, hakitud

meetod

- Kuumuta potis õli. Lisa sibulad. Prae neid keskmisel kuumusel, kuni need muutuvad läbipaistvaks.

- Lisa ingveripasta, küüslaugupasta ja roheline tšilli. Prae tasasel tulel segades 2-3 minutit.

- Lisa peedid, kurkum, jahvatatud koriander, garam masala, sool ja tomatipüree. Sega hästi. Küpseta 7-8 minutit. Kaunista koriandri lehtedega. Serveeri kuumalt.

Oadud Masala

Serveerib 4

Koostisained

2 spl rafineeritud taimeõli

3 väikest sibulat, peeneks hakitud

4 rohelist tšillit, peeneks hakitud

1 cm/½ ingveri juur, julieneeritud

8 küüslauguküünt, purustatud

¼ tl kurkumit

1 tl jahvatatud koriandrit

2 tomatit, peeneks hakitud

200g/7oz idandatud mungoad, aurutatud

Soola maitse järgi

1 spl koriandri lehti, hakitud

meetod

- Kuumuta potis õli. Lisa sibul, roheline tšilli, ingver ja küüslauk. Prae segu keskmisel kuumusel, kuni sibul muutub pruuniks.
- Lisa ülejäänud koostisosad, välja arvatud koriandrilehed. Sega hästi. Keeda segu aeg-ajalt segades tasasel tulel 8-10 minutit.
- Kaunista koriandri lehtedega. Serveeri kuumalt.

Mirch Masala

(Vürtsikas roheline pipar)

Serveerib 4

Koostisained

100 g/3½ untsi spinatit, peeneks hakitud

10 g/¼ untsi lambaläätse lehti, peeneks hakitud

25 g/vähe 1 untsi koriandrilehti, peeneks hakitud

3 rohelist tšillit, pikisuunas lõigatud

60 ml / 2 fl untsi vett

3½ spl rafineeritud taimeõli

2 spl besaani*

1 suur kartul, keedetud ja püreestatud

¼ tl kurkumit

2 tl jahvatatud koriandrit

½ tl tšillipulbrit

Soola maitse järgi

8 väikest rohelist paprikat, südamikust ja seemnetest puhastatud

1 suur sibul, peeneks hakitud

2 tomatit, peeneks hakitud

meetod

- Sega spinat, lambalääts, koriandrilehed ja tšilli veega. Aurutage segu 15 minutit. Nõruta ja purusta see segu pastaks.

- Kuumuta potis pool õlist. Lisa besan, kartul, kurkum, jahvatatud koriander, tšillipulber, sool ja spinatipasta. Sega hästi. Prae seda segu keskmisel kuumusel 3-4 minutit. Tõsta tulelt.

- Täida see segu roheliste paprikatega.

- Kuumuta pannil ½ sl õli. Lisa täidisega paprika. Prae neid keskmisel kuumusel 7-8 minutit, aeg-ajalt keerates. Kõrvale panema.

- Kuumuta kastrulis ülejäänud õli. Lisa sibul. Prae seda keskmisel kuumusel, kuni see muutub pruuniks. Lisa tomatid ja praetud täidetud paprika. Sega hästi. Kata kaanega ja keeda tasasel tulel 4-5 minutit. Serveeri kuumalt.

Tomat Kadhi

(Tomat grammi jahukastmes)

Serveerib 4

Koostisained

2 spl besaani*

120 ml / 4 fl untsi vett

3 spl rafineeritud taimeõli

½ tl sinepiseemneid

½ tl lambaläätse seemneid

½ tl köömneid

2 rohelist tšillit pikisuunas lõigatud

8 karrilehte

1 tl tšillipulbrit

2 tl suhkrut

150 g/5½ untsi külmutatud köögiviljade segu

Soola maitse järgi

8 tomatit, blanšeeritud ja püreestatud

2 spl koriandrilehti, peeneks hakitud

meetod

- Sega besan veega ühtlaseks pastaks. Kõrvale panema.
- Kuumuta potis õli. Lisa sinep, lambaläätse ja köömne seemned, roheline tšilli, karrilehed, tšillipulber ja suhkur. Laske neil 30 sekundit pritsida.
- Lisa köögiviljad ja sool. Prae segu keskmisel kuumusel minut.
- Lisa tomatipüree. Sega hästi. Keeda segu madalal kuumusel 5 minutit.
- Lisa besanipasta. Küpseta veel 3-4 minutit.
- Kaunista kadhi koriandrilehtedega. Serveeri kuumalt.

Köögiviljakolhapuri

(Vürtsikas köögiviljasegu)

Serveerib 4

Koostisained

200 g/7 untsi külmutatud köögiviljade segu

125 g/4½ untsi külmutatud herneid

500 ml / 16fl untsi vett

2 punast tšillit

2,5 cm ingveri juur

8 küüslauguküünt

2 rohelist tšillit

50 g/1¾oz koriandrilehti, peeneks hakitud

3 spl rafineeritud taimeõli

3 väikest sibulat, peeneks hakitud

3 tomatit, peeneks hakitud

¼ tl kurkumit

¼ tl jahvatatud koriandrit

Soola maitse järgi

meetod

- Sega köögiviljad ja herned veega. Keeda segu kastrulis keskmisel kuumusel 10 minutit. Kõrvale panema.
- Jahvatage punane tšilli, ingver, küüslauk, roheline tšilli ja koriandri lehed peeneks pastaks.
- Kuumuta pannil õli. Lisa jahvatatud punase tšilli-ingveri pasta ja sibul. Prae segu keskmisel kuumusel 2 minutit.
- Lisa tomatid, kurkum, jahvatatud koriander ja sool. Prae seda segu 2-3 minutit, aeg-ajalt segades.
- Lisa keedetud köögiviljad. Sega hästi. Kata kaanega ja keeda segu tasasel tulel 5-6 minutit, korrapäraste ajavahemike järel segades.
- Serveeri kuumalt.

Undhiyu

(Gudžarati köögivili pelmeenidega)

Serveerib 4

Koostisained

2 suurt kartulit, kooritud

250 g/9 untsi oad kaunades

1 küps banaan, kooritud

20 g/¾ untsi jamssi, kooritud

2 väikest baklažaani

60g/2oz värsket kookospähklit, riivitud

8 küüslauguküünt

2 rohelist tšillit

2,5 cm ingveri juur

100 g/3½ untsi koriandrilehti, peeneks hakitud

Soola maitse järgi

60 ml/2fl untsi rafineeritud taimeõli pluss lisatasu friteerimiseks

Näputäis asafoetida

½ tl sinepiseemneid

250 ml / 8fl untsi vett

Muthia jaoks:

60 g/2 untsi besaani*

25 g/vähe 1 untsi värskeid peeneks hakitud lambaläätse lehti

½ tl ingveripastat

2 rohelist tšillit, peeneks hakitud

meetod

- Tükelda kartulid, oad, banaan, jams ja baklažaan. Kõrvale panema.
- Jahvatage kookospähkel, küüslauk, roheline tšilli, ingver ja koriandri lehed pastaks. Sega see pasta kuubikuteks lõigatud köögiviljade ja soolaga. Kõrvale panema.
- Sega kõik muthia koostisosad omavahel. Sõtku segu tihkeks tainaks. Jaga tainas kreeka pähkli suurusteks pallideks.
- Kuumuta pannil praadimiseks õli. Lisage muthias. Prae neid keskmisel kuumusel kuldpruuniks. Nõruta ja tõsta kõrvale.
- Kuumuta kastrulis ülejäänud õli. Lisa asafoetida ja sinepiseemned. Laske neil 15 sekundit pritsida.
- Lisa vesi, muthias ja köögiviljasegu. Sega hästi. Kata kaanega ja hauta 20 minutit korrapäraste ajavahemike järel segades. Serveeri kuumalt.

Banaani kofta karri

Serveerib 4

Koostisained

Koftade jaoks:

2 küpset banaani, keedetud ja kooritud

2 suurt kartulit, keedetud ja kooritud

3 rohelist tšillit, peeneks hakitud

1 suur sibul, peeneks hakitud

1 spl koriandri lehti, peeneks hakitud

1 spl besaani*

½ tl tšillipulbrit

Soola maitse järgi

Ghee praadimiseks

Karri jaoks:

75 g/2½ untsi ghee

1 suur sibul, peeneks hakitud

10 küüslauguküünt, purustatud

1 spl jahvatatud koriandrit

1 tl garam masala

2 tomatit, peeneks hakitud

3 karrilehte

Soola maitse järgi

250 ml / 8fl untsi vett

½ sl koriandri lehti, peeneks hakitud

meetod

- Püreesta banaanid ja kartulid omavahel.
- Sega ülejäänud kofta koostisosadega, välja arvatud ghee. Sõtku see segu tugevaks tainaks. Koftade valmistamiseks jagage tainas kreeka pähkli suurusteks pallideks.
- Kuumuta pannil praadimiseks mõeldud ghee. Lisa koftas. Prae neid keskmisel kuumusel, kuni need muutuvad kuldpruuniks. Nõruta ja tõsta kõrvale.
- Karri jaoks kuumuta potis ghee. Lisa sibul ja küüslauk. Prae keskmisel kuumusel, kuni sibul muutub läbipaistvaks. Lisa jahvatatud koriander ja garam masala. Prae 2-3 minutit.
- Lisa tomatid, karrilehed, sool ja vesi. Sega hästi. Hauta segu 15 minutit, aeg-ajalt segades.
- Lisa praetud koftas. Kata kaanega ja jätka haudumist 2-3 minutit.
- Kaunista koriandri lehtedega. Serveeri kuumalt.

Mõru kõrvits sibulaga

Serveerib 4

Koostisained

500 g/1 nael 2 untsi kibedaid kõrvitsaid*

Soola maitse järgi

750 ml / 1¼ pint vett

4 spl rafineeritud taimeõli

½ tl köömneid

½ tl sinepiseemneid

Näputäis asafoetida

½ tl ingveripastat

½ tl küüslaugupastat

2 suurt sibulat, peeneks hakitud

½ tl kurkumit

1 tl tšillipulbrit

1 tl jahvatatud köömneid

1 tl jahvatatud koriandrit

1 tl suhkrut

1 sidruni mahl

1 spl koriandri lehti, peeneks hakitud

meetod

- Koori kibekõrvitsad ja viiluta õhukesteks rõngasteks. Visake seemned ära.
- Küpseta neid koos soola ja veega kastrulis keskmisel kuumusel 5-7 minutit. Tõsta tulelt, nõruta ja pigista vesi välja, tõsta kõrvale.
- Kuumuta potis õli. Lisa köömned ja sinepiseemned. Laske neil 15 sekundit pritsida.
- Lisage asafoetida, ingveripasta ja küüslaugupasta. Prae segu keskmisel kuumusel minut.
- Lisa sibulad. Prae neid 2-3 minutit.
- Lisa kurkum, tšillipulber, jahvatatud köömned ja jahvatatud koriander. Sega hästi.

- Lisa mõrukõrvits, suhkur ja sidrunimahl. Sega korralikult läbi. Kata kaanega ja keeda segu tasasel tulel 6-7 minutit, korrapäraste ajavahemike järel segades.
- Kaunista koriandri lehtedega. Serveeri kuumalt.

Sukha Khatta Chana

(Kuivad hapud kikerherned)

Serveerib 4

Koostisained

4 musta pipart

2 nelki

2,5 cm/1 in kaneeli

½ tl koriandri seemneid

½ tl mustköömne seemneid

½ tl köömneid

500 g/1 nael 2 untsi kikerherneid, leotatud üleöö

Soola maitse järgi

1 liiter/1¾ pint vett

1 spl kuivatatud granaatõunaseemneid

Soola maitse järgi

1 cm/½ ingveri juur, peeneks hakitud

1 roheline tšilli, hakitud

2 tl tamarindipastat

2 spl ghee

1 väike kartul, tükeldatud

1 tomat, peeneks hakitud

meetod

- Vürtsisegu jaoks jahvata omavahel peeneks pulbriks pipraterad, nelk, kaneel, koriander, mustköömne seemned ja köömned. Kõrvale panema.
- Sega kikerherned soola ja veega. Keeda seda segu kastrulis keskmisel kuumusel 45 minutit. Kõrvale panema.
- Kuivrösti granaatõunaseemneid pannil keskmisel kuumusel 2-3 minutit. Eemaldage tulelt ja jahvatage pulbriks. Segage soolaga ja röstige segu uuesti 5 minutit. Tõsta kastrulisse.
- Lisa ingver, roheline tšilli ja tamarindipasta. Keeda seda segu keskmisel kuumusel 4-5 minutit. Lisa jahvatatud vürtsisegu. Sega korralikult läbi ja tõsta kõrvale.
- Kuumuta ghee teisel pannil. Lisa kartulid. Prae neid keskmisel kuumusel kuldpruuniks.
- Lisa praekartulid keedetud kikerhernestele. Lisa ka tamarindi-jahvatatud vürtsisegu.
- Sega hoolikalt ja keeda tasasel tulel 5-6 minutit.

Bharwan Karela

(Täidetud kibekõrvits)

Serveerib 4

Koostisained

500 g/1 nael 2 untsi väikesed kibekõrvitsad*

Soola maitse järgi

1 tl kurkumit

Rafineeritud taimeõli friteerimiseks

Täidise jaoks:

5-6 rohelist tšillit

2,5 cm ingveri juur

12 küüslauguküünt

3 väikest sibulat

1 spl rafineeritud taimeõli

4 suurt kartulit, keedetud ja püreestatud

½ tl kurkumit

½ tl tšillipulbrit

1 tl jahvatatud köömneid

1 tl jahvatatud koriandrit

Näputäis asafoetida

Soola maitse järgi

meetod

- Koori kibekõrvitsad. Lõika need pikisuunas ettevaatlikult pooleks, hoides alused puutumata. Eemaldage seemned ja viljaliha ning visake need ära. Hõõruge soola ja kurkumiga väliskestele. Pange need 4-5 tunniks kõrvale.
- Täidise jaoks purusta tšilli, ingver, küüslauk ja sibul pastaks. Kõrvale panema.
- Kuumuta pannil 1 spl õli. Lisa sibula-ingveri-küüslaugupasta. Prae seda keskmisel kuumusel 2-3 minutit.
- Lisa ülejäänud täidise koostisosad. Sega hästi. Prae segu keskmisel kuumusel 3-4 minutit.
- Tõsta tulelt ja jahuta segu. Täida see segu kõrvitsatesse. Siduge iga kõrvits niidiga, et täidis küpsetamise ajal välja ei kukuks.
- Kuumuta pannil praadimiseks õli. Lisa täidetud kõrvitsad. Prae neid keskmisel kuumusel, kuni need muutuvad pruuniks ja krõbedaks, keerates neid sageli.
- Siduge kibedad kõrvitsad lahti ja visake niidid ära. Serveeri kuumalt.

Kapsa Kofta karri

(Kapsa pelmeenid kastmes)

Serveerib 4

Koostisained

1 suur kapsas, riivitud

250 g/9 untsi besaani*

Soola maitse järgi

Rafineeritud taimeõli friteerimiseks

2 spl koriandrilehti, kaunistuseks

Kastme jaoks:

3 spl rafineeritud taimeõli

3 loorberilehte

1 must kardemon

1 cm/½ kaneelis

1 nelk

1 suur sibul,

peeneks hakitud

2,5 cm ingveri juur, julieneeritud

3 tomatit, peeneks hakitud

1 tl jahvatatud koriandrit

1 tl jahvatatud köömneid

Soola maitse järgi

250 ml / 8fl untsi vett

meetod

- Sõtku kapsas, besaan ja sool pehmeks tainaks. Jaga tainas kreeka pähkli suurusteks pallideks.
- Kuumuta pannil õli. Lisa pallid. Prae neid keskmisel kuumusel, kuni need muutuvad kuldpruuniks. Nõruta ja tõsta kõrvale.
- Kastme jaoks kuumuta potis õli. Lisa loorberilehed, kardemon, kaneel ja nelk. Laske neil 30 sekundit pritsida.
- Lisa sibul ja ingver. Prae seda segu keskmisel kuumusel, kuni sibul muutub läbipaistvaks.
- Lisa tomatid, jahvatatud koriander ja jahvatatud köömned. Sega hästi. Prae 2-3 minutit.
- Lisa sool ja vesi. Segage minut. Kata kaanega ja hauta 5 minutit.
- Avage pann ja lisage kofta pallid. Hauta veel 5 minutit, aeg-ajalt segades.
- Kaunista koriandri lehtedega. Serveeri kuumalt.

Ananass Gojju

(Vürtsikas ananassikompott)

Serveerib 4

Koostisained

3 spl rafineeritud taimeõli

250 ml / 8fl untsi vett

1 tl sinepiseemneid

6 karrilehte, purustatud

Näputäis asafoetida

½ tl kurkumit

Soola maitse järgi

400 g/14 untsi ananassi, tükeldatud

Maitseainesegu jaoks:

4 spl värsket kookospähklit, riivitud

3 rohelist tšillit

2 punast tšillit

½ tl apteegitilli seemneid

½ tl lambaläätse seemneid

1 tl köömneid

2 tl koriandri seemneid

1 väike hunnik koriandrilehti

1 nelk

2-3 pipratera

meetod

- Sega kõik vürtsisegu ained omavahel.
- Kuumuta potis 1 spl õli. Lisa vürtsisegu. Prae seda keskmisel kuumusel 1-2 minutit, sageli segades. Tõsta tulelt ja purusta poole veega ühtlaseks pastaks. Kõrvale panema.
- Kuumuta kastrulis ülejäänud õli. Lisa sinepiseemned ja karrilehed. Laske neil 15 sekundit pritsida.
- Lisa asafoetida, kurkum ja sool. Prae minut aega.
- Lisa ananass, vürtsisegupasta ja ülejäänud vesi. Sega hästi. Kata kaanega ja hauta 8-12 minutit. Serveeri kuumalt.

Kibekõrvits Gojju

(Vürtsikas kibekõrvitsakompott)

Serveerib 4

Koostisained

Soola maitse järgi

4 suurt kibekõrvitsat*, kooritud, pikuti lõigatud, seemnetest eemaldatud ja viilutatud

6 spl rafineeritud taimeõli

1 tl sinepiseemneid

8-10 karrilehte

1 suur sibul, riivitud

3-4 küüslauguküünt, purustatud

2 tl tšillipulbrit

1 tl jahvatatud köömneid

½ tl kurkumit

1 tl jahvatatud koriandrit

2 tl sambhari pulbrit*

2 tl värsket kookospähklit, hakitud

1 tl lambaläätse seemneid, kuivalt röstitud ja jahvatatud

2 tl valgeid seesamiseemneid, kuivröstitud ja jahvatatud

2 spl jaggeri*, sulanud

½ tl tamarindipastat

250 ml / 8fl untsi vett

Näputäis asafoetida

meetod

- Hõõruge soolaga kibekõrvitsa viiludele. Asetage need kaussi ja sulgege see fooliumiga. Tõsta 30 minutiks kõrvale. Pigista liigne niiskus välja.
- Kuumuta potis pool õlist. Lisa kibekõrvitsad. Prae neid keskmisel kuumusel, kuni need muutuvad kuldpruuniks. Kõrvale panema.
- Kuumuta teises potis ülejäänud õli. Lisa sinepiseemned ja karrilehed. Laske neil 15 sekundit pritsida.
- Lisa sibul ja küüslauk. Prae seda segu keskmisel kuumusel, kuni sibul muutub pruuniks.
- Lisa tšillipulber, jahvatatud köömned, kurkum, jahvatatud koriander, sambhari pulber ja kookospähkel. Prae 2-3 minutit.
- Lisa ülejäänud koostisosad, välja arvatud vesi ja asafoetida. Prae veel minut aega.
- Lisa praetud kibekõrvits, veidi soola ja vesi. Sega hästi. Kata kaanega ja hauta 12-15 minutit.
- Lisa asafoetida. Sega hästi. Serveeri kuumalt.

Baingan Mirchi ka Salan

(baklažaan ja tšilli)

Serveerib 4

Koostisained

6 tervet rohelist paprikat

4 spl rafineeritud taimeõli

600 g/1 nael 5 untsi väikesed baklažaanid, neljaks lõigatud

4 rohelist tšillit

1 tl seesamiseemneid

10 india pähklit

20-25 maapähklit

5 tera musta pipart

¼ tl lambaläätse seemneid

¼ tl sinepiseemneid

1 tl ingveripastat

1 tl küüslaugupastat

1 tl jahvatatud koriandrit

1 tl jahvatatud köömneid

½ tl kurkumit

125 g/4½ untsi jogurtit

2 tl tamarindipastat

3 tervet punast tšillit

Soola maitse järgi

1 liiter/1¾ pint vett

meetod

- Puhasta seemned ja tükelda roheline paprika pikkadeks ribadeks.
- Kuumuta potis 1 spl õli. Lisa rohelised paprikad ja prae neid keskmisel kuumusel 1-2 minutit. Kõrvale panema.
- Kuumuta teises potis 2 spl õli. Lisa baklažaanid ja roheline tšilli. Hauta keskmisel kuumusel 2-3 minutit. Kõrvale panema.
- Kuumuta pann ja rösti seesamiseemneid, india pähkleid, maapähkleid ja pipraterad kuivalt keskmisel kuumusel 1-2 minutit. Tõsta tulelt ja peenesta segu jämedalt.
- Kuumuta kastrulis ülejäänud õli. Lisa lambaläätse seemned, sinepiseemned, ingveripasta, küüslaugupasta, jahvatatud koriander, jahvatatud köömned, kurkum ja seesamiseemnete-kašupähklite segu. Prae keskmisel kuumusel 2-3 minutit.
- Lisa hautatud roheline paprika, praetud baklažaanid ja kõik ülejäänud koostisosad. Hauta 10-12 minutit.
- Serveeri kuumalt.

Kana rohelistega

Serveerib 4

Koostisained

750 g/1 nael 10 untsi kana, tükeldatud 8 tükiks

50 g/1¾oz spinatit, peeneks hakitud

25 g/vähe 1 untsi värskeid peeneks hakitud lambaläätse lehti

100 g/3½ untsi koriandrilehti, peeneks hakitud

50 g/1¾oz piparmündilehti, peeneks hakitud

6 rohelist tšillit, peeneks hakitud

120 ml/4fl untsi rafineeritud taimeõli

2-3 suurt sibulat, peeneks viilutatud

Soola maitse järgi

meetod

- Sega kõik marinaadi koostisosad omavahel. Marineerige kana selle seguga tund aega.
- Jahvatage spinat, lambaläätse lehed, koriandrilehed ja piparmündilehed koos roheliste tšillitega ühtlaseks pastaks. Sega see pasta marineeritud kanaga. Kõrvale panema.
- Kuumuta potis õli. Lisa sibulad. Prae neid keskmisel kuumusel, kuni need muutuvad pruuniks.

- Lisa kana segu ja sool. Sega hästi. Kata kaanega ja keeda tasasel tulel aeg-ajalt segades 40 minutit. Serveeri kuumalt.

Marinaadi jaoks:

1 tl garam masala

1 tl jahvatatud koriandrit

1 tl jahvatatud köömneid

200 g/7 untsi jogurtit

¼ tl kurkumit

1 tl tšillipulbrit

1 tl ingveripastat

1 tl küüslaugupastat

Kana Tikka Masala

Serveerib 4

Koostisained

200 g/7 untsi jogurtit

½ spl ingveripastat

½ spl küüslaugupastat

Natuke oranži toiduvärvi

2 spl rafineeritud taimeõli

500 g/1 nael 2 untsi kondita kana, hakitud hammustusesuurusteks tükkideks

1 spl võid

6 tomatit, peeneks hakitud

2 suurt sibulat

½ tl ingveripastat

½ tl küüslaugupastat

½ tl kurkumit

1 spl garam masala

1 tl tšillipulbrit

Soola maitse järgi

1 spl koriandri lehti, peeneks hakitud

meetod

- Tikka jaoks sega omavahel jogurt, ingveripasta, küüslaugupasta, toiduvärv ja 1 spl õli. Marineerige kana selle seguga 5 tundi.
- Grilli marineeritud kana 10 minutit. Kõrvale panema.
- Kuumuta potis või. Lisa tomatid. Prae neid keskmisel kuumusel 3-4 minutit. Tõsta pliidilt ja sega ühtlaseks pastaks. Kõrvale panema.
- Jahvata sibul ühtlaseks pastaks.
- Kuumuta kastrulis ülejäänud õli. Lisa sibulapasta. Prae seda keskmisel kuumusel, kuni see muutub pruuniks.

- Lisa ingveripasta ja küüslaugupasta. Prae minut aega.
- Lisa kurkum, garam masala, tšillipulber ja tomatipasta. Sega hästi. Segage segu 3-4 minutit.
- Lisa sool ja grillkana. Sega õrnalt, kuni kaste katab kana.
- Kaunista koriandri lehtedega. Serveeri kuumalt.

Vürtsikas täidisega kanaliha rikkalikus kastmes

Serveerib 4

Koostisained

½ tl tšillipulbrit

½ tl garam masala

4 tl ingveripastat

4 tl küüslaugupastat

Soola maitse järgi

8 kanarinda, lapik

4 suurt sibulat, peeneks hakitud

5 cm ingveri juur, peeneks hakitud

5 rohelist tšillit, peeneks hakitud

200 g / 7 untsi khoya*

2 spl sidrunimahla

50 g/1¾oz koriandrilehti, peeneks hakitud

15 india pähklit

5 tl kuivatatud kookospähklit

30 g/1 untsi purustatud mandleid

1 tl safranit, leotatud 1 sl piimas

150 g / 5½ untsi ghee

200 g/7 untsi jogurtit, vahustatuna

meetod

- Sega tšillipulber, garam masala, pool ingveripastast, pool küüslaugupastast ja veidi soola. Marineerige kanarinda selle seguga 2 tundi.
- Sega pooled sibulad hakitud ingveri, rohelise tšilli, khoya, sidrunimahla, soola ja poolte koriandrilehtedega. Jagage see segu 8 võrdseks osaks.
- Asetage iga portsjon iga kanarinda kitsamasse otsa ja keerake rinnatüki sulgemiseks sissepoole. Kõrvale panema.
- Kuumuta ahi 200°C-ni (400°F, Gas Mark 6). Asetage täidetud kana rinnatükid võiga määritud alusele ja röstige neid 15-20 minutit, kuni need muutuvad kuldpruuniks. Kõrvale panema.
- Jahvata kokku india pähklid ja kookospähkel ühtlaseks pastaks. Kõrvale panema.
- Leota mandleid safranipiimasegus. Kõrvale panema.
- Kuumuta ghee potis. Lisa ülejäänud sibulad. Prae neid keskmisel kuumusel, kuni need muutuvad läbipaistvaks. Lisa ülejäänud ingveripasta ja küüslaugupasta. Prae segu minut aega.
- Lisa india pähklite-kookosepasta. Prae minut aega. Lisa jogurt ja röstitud kanarinnad. Sega hästi. Keeda tasasel tulel 5-6 minutit, sageli segades. Lisa mandli-safranisegu. Sega õrnalt. Hauta 5 minutit.

- Kaunista koriandri lehtedega. Serveeri kuumalt.

Vürtsikas kana Masala

Serveerib 4

Koostisained

6 tervet kuiva punast tšillit

2 spl koriandri seemneid

6 rohelist kardemoni kauna

6 nelki

5 cm/2 tolli kaneeli

2 tl apteegitilli seemneid

½ tl musta pipart

120 ml/4fl untsi rafineeritud taimeõli

2 suurt sibulat, viilutatud

1 cm/½ ingveri juur, riivitud

8 küüslauguküünt, purustatud

2 suurt tomatit, peeneks hakitud

3-4 loorberilehte

1kg/2¼lb kana, hakitud 12 tükiks

½ tl kurkumit

Soola maitse järgi

500 ml / 16fl untsi vett

100 g/3½ untsi koriandrilehti, peeneks hakitud

meetod

- Sega punased tšilli, koriandri seemned, kardemon, nelk, kaneel, apteegitilli seemned ja pipraterad omavahel.
- Kuivröstige segu ja jahvatage pulbriks. Kõrvale panema.
- Kuumuta potis õli. Lisa sibulad. Prae neid keskmisel kuumusel, kuni need muutuvad pruuniks.
- Lisa ingver ja küüslauk. Prae minut aega.
- Lisa tomatid, loorberilehed ja jahvatatud punase tšilli-koriandri seemnete pulber. Jätkake praadimist 2-3 minutit.
- Lisa kana, kurkum, sool ja vesi. Sega hästi. Kata kaanega ja hauta 40 minutit korrapäraste ajavahemike järel segades.
- Kaunista kana koriandrilehtedega. Serveeri kuumalt.

Kashmiri kana

Serveerib 4

Koostisained

2 spl linnaseäädikat

2 tl tšillihelbeid

2 tl sinepiseemneid

2 tl köömneid

½ tl musta pipart

7,5 cm/3 tolli kaneeli

10 nelki

75 g/2½ untsi ghee

1kg/2¼lb kana, hakitud 12 tükiks

1 spl rafineeritud taimeõli

4 loorberilehte

4 keskmise suurusega sibulat, peeneks hakitud

1 spl ingveripastat

1 spl küüslaugupastat

3 tomatit, peeneks hakitud

1 tl kurkumit

500 ml / 16fl untsi vett

Soola maitse järgi

20 india pähklit, jahvatatud

6 kiudu safranit, mis on leotatud 1 sidruni mahlas

meetod

- Sega linnaseäädikas tšillihelveste, sinepiseemnete, köömnete, pipratera, kaneeli ja nelgiga. Jahvata see segu ühtlaseks pastaks. Kõrvale panema.
- Kuumuta ghee potis. Lisa kanatükid ja prae neid keskmisel kuumusel kuldpruuniks. Nõruta ja tõsta kõrvale.
- Kuumuta potis õli. Lisa loorberilehed ja sibul. Prae seda segu keskmisel kuumusel, kuni sibul muutub pruuniks.
- Lisa äädikapasta. Segage hästi ja keetke madalal kuumusel 7-8 minutit.
- Lisa ingveripasta ja küüslaugupasta. Prae seda segu minut.
- Lisa tomatid ja kurkum. Sega hoolikalt ja küpseta keskmisel kuumusel 2-3 minutit.
- Lisa praetud kana, vesi ja sool. Sega hästi, et kana katta. Kata kaanega ja hauta aeg-ajalt segades 30 minutit.
- Lisa india pähklid ja safran. Jätkake keetmist 5 minutit. Serveeri kuumalt.

Rumm 'n' kana

Serveerib 4

Koostisained

1 tl garam masala

1 tl tšillipulbrit

1kg/2¼lb kana, hakitud 8 tükiks

6 küüslauguküünt

4 musta pipart

4 nelki

½ tl köömneid

2,5 cm/1 in kaneeli

50g/1¾oz värsket kookospähklit, riivitud

4 mandlit

1 roheline kardemoni kaun

1 spl koriandri seemneid

300 ml / 10 fl untsi vett

75 g/2½ untsi ghee

3 suurt sibulat, peeneks hakitud

Soola maitse järgi

½ tl safranit

120 ml/4fl untsi tumedat rummi

1 spl koriandri lehti, peeneks hakitud

meetod

- Sega omavahel garam masala ja tšillipulber. Marineerige kana selle seguga 2 tundi.
- Kuivröstige küüslauk, pipraterad, nelk, köömned, kaneel, kookospähkel, mandlid, kardemon ja koriandri seemned.
- Jahvatage 60 ml/2fl untsi veega ühtlaseks pastaks. Kõrvale panema.
- Kuumuta ghee potis. Lisa sibulad ja prae neid keskmisel kuumusel, kuni need muutuvad läbipaistvaks.
- Lisa küüslaugu-pipra pasta. Sega hästi. Prae segu 3-4 minutit.
- Lisa marineeritud kana ja sool. Sega hästi. Jätkake praadimist 3-4 minutit, aeg-ajalt segades.
- Lisage 240 ml / 8 fl untsi vett. Sega õrnalt. Kata kaanega ja keeda tasasel tulel 40 minutit, korrapäraste ajavahemike järel segades.
- Lisa safran ja rumm. Sega hästi ja jätka keetmist 10 minutit.
- Kaunista koriandri lehtedega. Serveeri kuumalt.

Kana Shahjahani

(Kana vürtsikas kastmes)

Serveerib 4

Koostisained

5 spl rafineeritud taimeõli

2 loorberilehte

5 cm/2 tolli kaneeli

6 rohelist kardemoni kauna

½ tl köömneid

8 nelki

3 suurt sibulat, peeneks hakitud

1 tl kurkumit

1 tl tšillipulbrit

1 tl ingveripastat

1 tl küüslaugupastat

Soola maitse järgi

75 g/2½ untsi india pähkleid, jahvatatud

150 g/5½ untsi jogurtit, vahustatuna

1kg/2¼lb kana, hakitud 8 tükiks

2 spl ühekordset koort

¼ tl jahvatatud musta kardemoni

10 g/¼ untsi koriandri lehti, peeneks hakitud

meetod

- Kuumuta potis õli. Lisa loorberilehed, kaneel, kardemon, köömned ja nelk. Laske neil 15 sekundit pritsida.
- Lisa sibul, kurkum ja tšillipulber. Hauta segu keskmisel kuumusel 1-2 minutit.
- Lisa ingveripasta ja küüslaugupasta. Prae pidevalt segades 2-3 minutit.
- Lisa sool ja jahvatatud india pähklid. Sega korralikult läbi ja prae veel minut aega.
- Lisa jogurt ja kana. Sega õrnalt, kuni segu katab kanatükid.
- Katke kaanega ja keetke segu madalal kuumusel 40 minutit, sageli segades.
- Ava pann ja lisa koor ja jahvatatud kardemon. Segage õrnalt 5 minutit.
- Kaunista kana koriandrilehtedega. Serveeri kuumalt.

Lihavõtte kana

Serveerib 4

Koostisained

1 tl sidrunimahla

1 tl ingveripastat

1 tl küüslaugupastat

Soola maitse järgi

1kg/2¼lb kana, hakitud 8 tükiks

2 spl koriandri seemneid

12 küüslauguküünt

2,5 cm ingveri juur

1 tl köömneid

8 punast tšillit

4 nelki

2,5 cm/1 in kaneeli

1 tl kurkumit

1 liiter/1¾ pint vett

4 spl rafineeritud taimeõli

3 suurt sibulat, peeneks hakitud

4 rohelist tšillit, pikisuunas lõigatud

3 tomatit, peeneks hakitud

1 tl tamarindipastat

2 suurt kartulit, neljaks lõigatud

meetod

- Sega sidrunimahl, ingveripasta, küüslaugupasta ja sool kokku. Marineeri kanatükke selle seguga 2 tundi.
- Sega koriandriseemned, küüslauk, ingver, köömned, punased tšilli, nelk, kaneel ja kurkum omavahel.
- Jahvata see segu poole veega ühtlaseks pastaks. Kõrvale panema.
- Kuumuta potis õli. Lisa sibulad. Prae neid keskmisel kuumusel, kuni need muutuvad läbipaistvaks.
- Lisa rohelised tšillid ja koriandriseemnete-küüslaugupasta. Prae seda segu 3-4 minutit.
- Lisa tomatid ja tamarindipasta. Jätkake praadimist 2-3 minutit.
- Lisa marineeritud kanaliha, kartulid ja ülejäänud vesi. Sega korralikult läbi. Kata kaanega ja hauta 40 minutit korrapäraste ajavahemike järel segades.
- Serveeri kuumalt.

Vürtsikas part kartulitega

Serveerib 4

Koostisained

1 tl jahvatatud koriandrit

2 tl tšillipulbrit

¼ tl kurkumit

5 cm/2 tolli kaneeli

6 nelki

4 rohelist kardemoni kauna

1 tl apteegitilli seemneid

60 ml/2fl untsi rafineeritud taimeõli

4 suurt sibulat, õhukeselt viilutatud

5 cm/2 tolli ingveri juur, hakitud

8 küüslauguküünt

6 rohelist tšillit, pikisuunas lõigatud

3 suurt kartulit, neljaks lõigatud

1kg/2¼lb part, hakitud 8-10 tükiks

2 tl linnaseäädikat

750 ml / 1¼ pint kookospiima

Soola maitse järgi

1 tl ghee

1 tl sinepiseemneid

2 šalottsibulat, viilutatud

8 karrilehte

meetod

- Sega koriander, tšillipulber, kurkum, kaneel, nelk, kardemon ja apteegitilli seemned omavahel. Jahvata see segu pulbriks. Kõrvale panema.
- Kuumuta potis õli. Lisa sibul, ingver, küüslauk ja roheline tšilli. Prae keskmisel kuumusel 2-3 minutit.
- Lisa vürtsisegu pulber. Hauta 2 minutit.
- Lisa kartulid. Jätkake praadimist 3-4 minutit.
- Lisa part, linnaseäädikas, kookospiim ja sool. Sega 5 minutit. Katke kaanega ja keetke segu madalal kuumusel 40 minutit, sageli segades. Kui part on küpsenud, tõsta tulelt ja tõsta kõrvale.
- Kuumuta ghee väikeses potis. Lisa sinepiseemned, šalottsibul ja karrilehed. Prae kõrgel kuumusel segades 30 sekundit.
- Vala see pardile. Sega hästi. Serveeri kuumalt.

Duck Moile

(Lihtne pardikarri)

Serveerib 4

Koostisained

1kg/2¼lb part, hakitud 12 tükiks

Soola maitse järgi

1 spl jahvatatud koriandrit

1 tl jahvatatud köömneid

6 musta pipart

4 nelki

2 rohelist kardemoni kauna

2,5 cm/1 in kaneeli

120 ml/4fl untsi rafineeritud taimeõli

3 suurt sibulat, peeneks hakitud

5 cm/2 tolli ingverijuur, peeneks viilutatud

3 rohelist tšillit, peeneks hakitud

½ tl suhkrut

2 spl linnaseäädikat

360 ml / 12 fl untsi vett

meetod

- Marineeri parditükke soolaga tund aega.
- Sega jahvatatud koriander, jahvatatud köömned, pipraterad, nelk, kardemon ja kaneel omavahel. Kuivröstige seda segu pannil keskmisel kuumusel 1-2 minutit.
- Eemaldage tulelt ja jahvatage peeneks pulbriks. Kõrvale panema.
- Kuumuta potis õli. Lisa marineeritud parditükid. Prae neid keskmisel kuumusel, kuni need muutuvad pruuniks. Pöörake aeg-ajalt, et need ei põleks. Nõruta ja tõsta kõrvale.
- Kuumuta sama õli ja lisa sibulad. Prae neid keskmisel kuumusel, kuni need muutuvad pruuniks.
- Lisa ingver ja roheline tšilli. Jätkake praadimist 1-2 minutit.
- Lisa suhkur, linnaseäädikas ja koriandri-köömnepulber. Sega 2-3 minutit.
- Lisa koos veega praetud parditükid. Sega hästi. Kata kaanega ja hauta aeg-ajalt segades 40 minutit.
- Serveeri kuumalt.

Bharwa Murgh Kaju

(Kašupähklitega täidetud kana)

Serveerib 4

Koostisained

3 tl ingveripastat

3 tl küüslaugupastat

10 india pähklit, jahvatatud

1 tl tšillipulbrit

1 tl garam masala

Soola maitse järgi

8 kanarinda, lapik

4 suurt sibulat, peeneks hakitud

200 g / 7 untsi khoya*

6 rohelist tšillit, peeneks hakitud

25 g/vähe 1 untsi piparmündilehti, peeneks hakitud

25 g/vähe 1 untsi koriandrilehti, peeneks hakitud

2 spl sidrunimahla

75 g/2½ untsi ghee

75 g/2½ untsi india pähkleid, jahvatatud

400g/14oz jogurtit, vahustatuna

2 tl garam masala

2 tl safranit, leotatud 2 spl soojas piimas

Soola maitse järgi

meetod

- Sega pool ingveripastat ja pool küüslaugupastat jahvatatud india pähklite, tšillipulbri, garam masala ja soolaga.
- Marineeri kanarinda selles segus 30 minutit.
- Sega pooled sibulad khoya, rohelise tšilli, piparmündilehtede, koriandri lehtede ja sidrunimahlaga. Jagage see segu 8 võrdseks osaks.
- Laota laiali marineeritud kanarind. Asetage sellele osa sibula-khoya segust. Rulli nagu mähis.

- Korrake seda ülejäänud kanarindade puhul.
- Määri ahjuvorm rasvainega ja aseta sisse täidetud kanarinnad, lahtised otsad allapoole.
- Röstige kana ahjus 200°C juures (400°F, Gas Mark 6) 20 minutit. Kõrvale panema.
- Kuumuta ghee potis. Lisa ülejäänud sibulad. Prae neid keskmisel kuumusel, kuni need muutuvad läbipaistvaks.

- Lisa ülejäänud ingveripasta ja küüslaugupasta. Prae segu 1-2 minutit.
- Lisa jahvatatud india pähklid, jogurt ja garam masala. Sega 1-2 minutit.
- Lisa röstitud kanarullid, safranisegu ja veidi soola. Sega hästi. Kata kaanega ja keeda tasasel tulel 15-20 minutit. Serveeri kuumalt.

Jogurti kana Masala

Serveerib 4

Koostisained

1kg/2¼lb kana, hakitud 12 tükiks

7,5 cm/3 tolli ingveri juur, riivitud

10 küüslauguküünt, purustatud

½ tl tšillipulbrit

½ tl garam masala

½ tl kurkumit

2 rohelist tšillit

Soola maitse järgi

200 g/7 untsi jogurtit

½ tl köömneid

1 tl koriandri seemneid

4 nelki

4 musta pipart

2,5 cm/1 in kaneeli

4 rohelist kardemoni kauna

6-8 mandlit

5 spl ghee

4 keskmise suurusega sibulat, peeneks hakitud

250 ml / 8fl untsi vett

1 spl koriandri lehti, peeneks hakitud

meetod

- Torka kanatükid kahvliga läbi. Kõrvale panema.
- Sega pool ingverist ja küüslaugust tšillipulbri, garam masala, kurkumi, rohelise tšilli ja soolaga. Jahvata see segu ühtlaseks pastaks. Vahusta pasta jogurtiga.
- Marineerige kana selle seguga 4-5 tundi. Kõrvale panema.
- Kuumuta kastrul. Kuivröstige köömned, koriandriseemned, nelk, pipraterad, kaneel, kardemon ja mandlid. Kõrvale panema.

- Kuumuta 4 spl ghee-d paksus potis. Lisa sibulad. Prae neid keskmisel kuumusel, kuni need muutuvad läbipaistvaks.
- Lisa ülejäänud ingver ja küüslauk. Prae 1-2 minutit.
- Eemaldage tulelt ja jahvatage see segu kuiva röstitud köömne-koriandri seguga ühtlaseks pastaks.

- Kuumuta kastrulis ülejäänud ghee. Lisa pasta ja prae seda keskmisel kuumusel 2-3 minutit.
- Lisa marineeritud kana ja prae veel 3-4 minutit.

- Lisa vesi. Sega õrnalt minut aega. Kata kaanega ja hauta 30 minutit korrapäraste ajavahemike järel segades.
- Kaunista koriandrilehtedega ja serveeri kuumalt.

Kana Dhansak

(Parsi viisil küpsetatud kana)

Serveerib 4

Koostisained

75 g/2½ untsi või dhal*

75 g/2½ untsi mung dhali*

75 g/2½ untsi masoor dhali*

75 g / 2½ untsi chana dhal*

1 väike baklažaan, peeneks hakitud

25 g/vähe 1 untsi kõrvitsat, peeneks hakitud

Soola maitse järgi

1 liiter/1¾ pint vett

8 musta pipart

6 nelki

2,5 cm/1 in kaneeli

Näputäis muskaati

2 loorberilehte

1 tähtaniis

3 kuiva punast tšillit

2 spl rafineeritud taimeõli

50 g/1¾oz koriandrilehti, peeneks hakitud

50 g/1¾oz värskeid peeneks hakitud lambaläätse lehti

50 g/1¾oz piparmündilehti, peeneks hakitud

750 g/1 nael 10 untsi kondita kana, hakitud 12 tükiks

1 tl kurkumit

¼ tl riivitud muskaatpähklit

1 spl küüslaugupastat

1 spl ingveripastat

1 spl tamarindipastat

meetod

- Sega dhalid baklažaani, kõrvitsa, soola ja poole veega. Keeda seda segu kastrulis keskmisel kuumusel 45 minutit.
- Eemaldage tulelt ja segage see segu ühtlaseks pastaks. Kõrvale panema.
- Segage pipraterad, nelk, kaneel, muskaat, loorberilehed, tähtaniis ja punane tšilli. Kuivröstige segu keskmisel kuumusel 2-3 minutit. Eemaldage tulelt ja jahvatage peeneks pulbriks. Kõrvale panema.
- Kuumuta potis õli. Lisa koriandri, lambaläätse ja piparmündilehed. Prae neid keskmisel kuumusel 1-2 minutit. Tõsta pliidilt ja jahvata pastaks. Kõrvale panema.
- Sega kana kurkumi, muskaatpähkli, küüslaugupasta, ingveripasta, dhali pasta ja ülejäänud veega. Keeda

seda segu kastrulis keskmisel kuumusel 30 minutit, aeg-ajalt segades.

- Lisa koriandri-lambaläätse-mündilehtede pasta. Küpseta 2-3 minutit.
- Lisa pipratera-nelgi pulber ja tamarindipasta. Sega hästi. Segage segu tasasel tulel 8-10 minutit.
- Serveeri kuumalt.

Chatpata kana

(Ärkiv kana)

Serveerib 4

Koostisained

500 g/1 nael 2 untsi kondita kana, hakitud väikesteks tükkideks

2 spl rafineeritud taimeõli

150 g/5½ untsi lillkapsa õisikuid

200 g/7 untsi seeni, viilutatud

1 suur porgand, viilutatud

1 suur roheline paprika, seemnetest puhastatud ja tükeldatud

Soola maitse järgi

½ tl jahvatatud musta pipart

10-15 karrilehte

5 rohelist tšillit, peeneks hakitud

5 cm/2 tolli ingveri juur, peeneks hakitud

10 küüslauguküünt, peeneks hakitud

4 spl tomatipüreed

4 spl koriandrilehti, peeneks hakitud

Marinaadi jaoks:

125 g/4½ untsi jogurtit

1½ spl ingveripastat

1½ spl küüslaugupastat

1 tl tšillipulbrit

1 tl garam masala

Soola maitse järgi

meetod

- Sega kõik marinaadi koostisosad omavahel.
- Marineerige kana selle seguga 1 tund.
- Kuumuta potis pool supilusikatäit õli. Lisa lillkapsas, seened, porgand, roheline pipar, sool ja jahvatatud must pipar. Sega hästi. Prae segu keskmisel kuumusel 3-4 minutit. Kõrvale panema.
- Kuumuta teises potis ülejäänud õli. Lisa karrilehed ja roheline tšilli. Prae neid keskmisel kuumusel minut.
- Lisa ingver ja küüslauk. Prae veel minut aega.
- Lisa marineeritud kana ja praetud köögiviljad. Prae 4-5 minutit.
- Lisa tomatipüree. Sega hästi. Kata kaanega ja keeda segu aeg-ajalt segades tasasel tulel 40 minutit.
- Kaunista koriandri lehtedega. Serveeri kuumalt.

Masala part kookospiimas

Serveerib 4

Koostisained

1kg/2¼lb part, hakitud 12 tükiks

Rafineeritud taimeõli friteerimiseks

3 suurt kartulit, tükeldatud

750 ml / 1¼ pint vett

4 tl kookosõli

1 suur sibul, peeneks viilutatud

100 g/3½ untsi kookospiima

Maitseainesegu jaoks:

2 tl jahvatatud koriandrit

½ tl kurkumit

1 tl jahvatatud musta pipart

¼ tl köömneid

¼ tl mustköömne seemneid

2,5 cm/1 in kaneeli

9 nelki

2 rohelist kardemoni kauna

8 küüslauguküünt

2,5 cm ingveri juur

1 tl linnaseäädikat

Soola maitse järgi

meetod

- Sega vürtsisegu ained omavahel ja jahvata ühtlaseks pastaks.
- Marineeri parti selle pastaga 2-3 tundi.
- Kuumuta potis õli. Lisa kartulid ja prae neid keskmisel kuumusel kuldpruuniks. Nõruta ja tõsta kõrvale.
- Kuumuta kastrulis vesi. Lisa marineeritud parditükid ja hauta aeg-ajalt segades 40 minutit. Kõrvale panema.
- Kuumuta pannil kookosõli. Lisa sibul ja prae keskmisel kuumusel pruuniks.
- Lisa kookospiim. Keeda segu 2 minutit, sageli segades.
- Tõsta tulelt ja lisa see segu keedetud pardile. Sega korralikult läbi ja hauta 5-10 minutit.
- Kaunista praekartulitega. Serveeri kuumalt.

Kana Dil Bahar

(Kreemjas kana)

Serveerib 4

Koostisained

4-5 spl rafineeritud taimeõli

2 loorberilehte

5 cm/2 tolli kaneeli

3 rohelist kardemoni kauna

4 nelki

2 suurt sibulat, peeneks hakitud

1 tl ingveripastat

1 tl küüslaugupastat

2 tl jahvatatud köömneid

2 tl jahvatatud koriandrit

½ tl kurkumit

4 rohelist tšillit, pikisuunas lõigatud

750 g/1 nael 10 untsi kondita kana, hakitud 16 tükiks

50 g/1¾oz talisibulat, peeneks hakitud

1 suur roheline paprika, peeneks hakitud

1 tl garam masala

Soola maitse järgi

150 g/5½ untsi tomatipüreed

125 g/4½ untsi jogurtit

250 ml / 8fl untsi vett

2 spl võid

85 g/3 untsi india pähkleid

500ml/16fl oz kondenspiima

250 ml/8fl untsi ühekordne kreem

1 spl koriandri lehti, peeneks hakitud

meetod

- Kuumuta potis õli. Lisa loorberilehed, kaneel, kardemon ja nelk. Laske neil 30 sekundit pritsida.
- Lisa sibul, ingveripasta ja küüslaugupasta. Prae seda segu keskmisel kuumusel, kuni sibul on pruun.
- Lisa jahvatatud köömned, jahvatatud koriander, kurkum ja roheline tšilli. Prae segu 2-3 minutit.
- Lisa kanatükid. Sega hästi. Prae neid 5 minutit.
- Lisa kevadised sibulad, roheline pipar, garam masala ja sool. Jätkake praadimist 3-4 minutit.
- Lisa tomatipüree, jogurt ja vesi. Sega korralikult läbi ja kata kaanega. Keeda segu aeg-ajalt segades tasasel tulel 30 minutit.
- Kana segu küpsemise ajal kuumuta teises potis või. Lisa india pähklid ja prae neid keskmisel kuumusel kuldpruuniks. Kõrvale panema.

- Lisa kanasegule kondenspiim ja koor. Sega hästi ja jätka keetmist 5 minutit.
- Lisa või koos praetud india pähklitega ja sega hoolikalt 2 minutit.
- Kaunista koriandri lehtedega. Serveeri kuumalt.

Dum ka Murgh

(Aeglaselt küpsetatud kana)

Serveerib 4

Koostisained

4 spl rafineeritud taimeõli pluss lisa friteerimiseks

3 suurt sibulat, viilutatud

10 mandlit

10 india pähklit

1 spl kuivatatud kookospähklit

1 tl ingveripastat

1 tl küüslaugupastat

½ tl kurkumit

1 tl tšillipulbrit

Soola maitse järgi

200 g/7 untsi jogurtit

1kg/2¼lb kana, peeneks hakitud

1 spl koriandri lehti, jämedalt hakitud

1 spl piparmündilehti, jämedalt hakitud

½ tl safranit

meetod

- Sügavaks praadimiseks kuumutage õli. Lisa sibulad ja prae neid keskmisel kuumusel, kuni need muutuvad kuldpruuniks. Nõruta ja tõsta kõrvale.
- Sega omavahel mandlid, india pähklid ja kookospähkel. Kuivrösti segu. Jahvata piisava koguse veega ühtlaseks pastaks.
- Kuumuta potis 4 spl õli. Lisa ingveripasta, küüslaugupasta, kurkum ja tšillipulber. Prae keskmisel kuumusel 1-2 minutit.
- Lisa mandli-kašupähklipasta, praetud sibul, sool ja jogurt. Küpseta 4-5 minutit.

- Tõsta ahjuvormi. Lisa kana, koriander ja piparmündilehed. Sega korralikult läbi.
- Puista peale safran. Sulgege fooliumiga ja katke tihedalt kaanega. Küpseta 180°C ahjus (350°F, Gas Mark 4) 40 minutit.
- Serveeri kuumalt.

Murgh Kheema Masala

(Vürtsikas kanahakkliha)

Serveerib 4

Koostisained

60 ml/2fl untsi rafineeritud taimeõli

5 cm/2 tolli kaneeli

4 nelki

2 rohelist kardemoni kauna

½ tl köömneid

2 suurt sibulat, peeneks hakitud

1 tl jahvatatud koriandrit

½ tl jahvatatud köömneid

½ tl kurkumit

1 tl tšillipulbrit

2 tl ingveripastat

3 tl küüslaugupastat

3 tomatit, peeneks hakitud

200 g/7 untsi külmutatud herneid

1kg/2¼lb kanahakkliha

75 g/2½ untsi india pähkleid, jahvatatud

125 g/4½ untsi jogurtit

250 ml / 8fl untsi vett

Soola maitse järgi

4 spl ühekordset koort

25 g/vähe 1 untsi koriandrilehti, peeneks hakitud

meetod

- Kuumuta potis õli. Lisa kaneel, nelk, kardemon ja köömned. Laske neil 15 sekundit pritsida.
- Lisa sibul, jahvatatud koriander, jahvatatud köömned, kurkum ja tšillipulber. Prae keskmisel kuumusel 1-2 minutit.
- Lisa ingveripasta ja küüslaugupasta. Jätkake praadimist minut aega.
- Lisa tomatid, herned ja kanahakkliha. Sega hästi. Keeda seda segu aeg-ajalt segades tasasel tulel 10-15 minutit.
- Lisa jogurt, vesi ja sool. Sega hästi. Kata kaanega ja hauta 20-25 minutit.
- Kaunista koore ja koriandrilehtedega. Serveeri kuumalt.

Täidisega kana Nawabi

Serveerib 4

Koostisained

200 g/7 untsi jogurtit

2 spl sidrunimahla

½ tl kurkumit

Soola maitse järgi

1kg/2¼lb kana

100 g/3½ untsi riivsaia

Täidise jaoks:

120 ml/4fl untsi rafineeritud taimeõli

1½ tl ingveripastat

1½ tl küüslaugupastat

2 suurt sibulat, peeneks hakitud

2 rohelist tšillit, peeneks hakitud

½ tl tšillipulbrit

1 kanamagu, tükeldatud

1 kanamaks, tükeldatud

200 g / 7 untsi herneid

2 porgandit, tükeldatud

50 g/1¾oz koriandrilehti, peeneks hakitud

2 spl piparmündilehti, peeneks hakitud

½ tl jahvatatud musta pipart

½ tl garam masala

20 india pähklit, hakitud

20 rosinat

meetod

- Vahusta jogurt sidrunimahla, kurkumi ja soolaga. Marineerige kana selle seguga 1-2 tundi.
- Täidise jaoks kuumuta potis õli. Lisa ingveripasta, küüslaugupasta ja sibul ning prae neid keskmisel kuumusel 1-2 minutit.
- Lisa roheline tšilli, tšillipulber, kanaliha ja kanamaks. Sega hästi. Prae 3-4 minutit.
- Lisa herned, porgandid, koriandrilehed, piparmündilehed, pipar, garam masala, india pähklid ja rosinad. Segage 2 minutit. Kata kaanega ja keeda tasasel tulel aeg-ajalt segades 20 minutit.
- Tõsta pliidilt ja tõsta kõrvale jahtuma.
- Täida see segu marineeritud kana sisse.
- Veereta täidetud kana riivsaias ja rösti eelkuumutatud ahjus 200°C juures (400°F, Gas Mark 6) 50 minutit.
- Serveeri kuumalt.

Murgh ke Nazare

(Kana Cheddari juustu ja Paneeriga)

Serveerib 4

Koostisained

Soola maitse järgi

½ spl ingveripastat

½ spl küüslaugupastat

1 sidruni mahl

750 g/1 nael 10 untsi kondita kanatükid, lapik

75 g/2½ untsi paneer*, riivitud

250g/9oz kanahakkliha

75 g/2½ untsi riivitud Cheddari juustu

1 tl jahvatatud koriandrit

½ tl garam masala

½ tl kurkumit

125 g / 4½ untsi khoya*

1 tl tšillipulbrit

2 muna, keedetud ja peeneks hakitud

3 tomatit, peeneks hakitud

2 rohelist tšillit, peeneks hakitud

2 suurt sibulat, peeneks hakitud

2 spl koriandri lehti, hakitud

½ tl ingveripulbrit

Kastme jaoks:

4 spl rafineeritud taimeõli

½ spl ingveripastat

½ spl küüslaugupastat

2 suurt sibulat, jahvatatud

2 rohelist tšillit, peeneks hakitud

½ tl kurkumit

1 tl jahvatatud koriandrit

½ tl jahvatatud valget pipart

½ tl jahvatatud köömneid

½ tl kuiva ingveripulbrit

200 g/7 untsi jogurtit

4 india pähklit, jahvatatud

4 mandlit, jahvatatud

125 g / 4½ untsi khoya*

meetod

- Sega sool, ingveripasta, küüslaugupasta ja sidrunimahl omavahel. Marineerige kana selle seguga 1 tund. Kõrvale panema.
- Sega paneer kanahakkliha, juustu, jahvatatud koriandri, garam masala, kurkumi ja khoyaga.
- Määri see segu marineeritud kana peale. Selle peale puista tšillipulber, munad, tomatid, rohelised tšillid, sibulad, koriandrilehed ja ingveripulber. Keera kana nagu mähis rulli ja sulge nööriga tugevasti kinni sidudes.
- Küpseta 200°C ahjus (400°F, Gas Mark 6) 30 minutit. Kõrvale panema.
- Kastme jaoks kuumuta potis õli. Lisa ingveripasta, küüslaugupasta, sibul ja roheline tšilli. Prae neid keskmisel kuumusel 2-3 minutit. Lisa ülejäänud kastme koostisosad. Küpseta 7-8 minutit.
- Viiluta kanarull suupärasteks tükkideks ja laota serveerimisnõusse. Vala neile kaste. Serveeri kuumalt.

Murgh Pasanda

(Vürtsikad kanahammustused)

Serveerib 4

Koostisained

1 tl kurkumit

30 g/1 untsi koriandri lehti, tükeldatud

1 tl tšillipulbrit

10 g/¼ untsi piparmündilehti, peeneks hakitud

1 tl garam masala

5 cm/2 tolli tükk toorest papaiat, jahvatatud

1 tl ingveripastat

1 tl küüslaugupastat

Soola maitse järgi

750 g/1 nael 10 untsi kanarind, hakitud õhukesteks viiludeks

6 spl rafineeritud taimeõli

meetod

- Sega kõik koostisosad, välja arvatud kanaliha ja õli. Marineeri kanaviile selle seguga 3 tundi.
- Kuumuta pannil õli. Lisa marineeritud kanaviilud ja prae keskmisel kuumusel aeg-ajalt keerates kuldpruuniks. Serveeri kuumalt.

Murgh Masala

(kana Masala)

Serveerib 4

Koostisained

4 spl rafineeritud taimeõli

2 suurt sibulat, riivitud

1 tomat, peeneks hakitud

Soola maitse järgi

1kg/2¼lb kana, hakitud 8 tükiks

360 ml / 12 fl untsi vett

360 ml/12fl untsi kookospiima

Maitseainesegu jaoks:

2 spl garam masala

1 tl köömneid

1½ tl mooniseemneid

4 punast tšillit

½ tl kurkumit

8 küüslauguküünt

2,5 cm ingveri juur

meetod

- Jahvata vürtsisegu piisava koguse veega ühtlaseks pastaks. Kõrvale panema.
- Kuumuta potis õli. Lisa sibulad ja prae keskmisel kuumusel pruuniks. Lisa vürtsisegupasta ja prae 5-6 minutit.
- Lisa tomat, sool, kana ja vesi. Kata kaanega ja hauta 20 minutit. Lisa kookospiim, sega korralikult läbi ja serveeri kuumalt.

Bohri kanakreem

(Kana koorekastmes)

Serveerib 4

Koostisained

3 suurt sibulat

2,5 cm ingveri juur

8 küüslauguküünt

6 rohelist tšillit

100 g/3½ untsi koriandrilehti, peeneks hakitud

3 spl piparmündilehti, peeneks hakitud

120 ml / 4 fl untsi vett

1kg/2¼lb kana, hakitud 8 tükiks

2 spl sidrunimahla

1 tl jahvatatud musta pipart

250 ml/8fl untsi ühekordne kreem

30 g/1 unts ghee

Soola maitse järgi

meetod

- Sega sibul, ingver, küüslauk, roheline tšilli, koriandrilehed ja piparmündilehed omavahel. Jahvatage see segu veega peeneks pastaks.
- Marineerige kana poole selle pasta ja sidrunimahlaga 1 tund.
- Aseta marineeritud kana kastrulisse ja kalla peale ülejäänud pasta. Puista ülejäänud koostisosad selle segu peale.
- Sulgege fooliumiga, katke tihedalt kaanega ja keetke tasasel tulel 45 minutit. Serveeri kuumalt.

Jhatpat Murgh

(Kiire kana)

Serveerib 4

Koostisained

4 spl rafineeritud taimeõli

2 suurt sibulat, peeneks viilutatud

2 tl ingveripastat

Soola maitse järgi

1kg/2¼lb kana, hakitud 12 tükiks

¼ tl safranit, lahustatud 2 spl piimas

meetod

- Kuumuta potis õli. Lisa sibul ja ingveripasta. Prae neid keskmisel kuumusel 2 minutit.
- Lisa sool ja kana. Keeda tasasel tulel 30 minutit, sageli segades. Puista peale safranisegu. Serveeri kuumalt.

Roheline kanakarri

Serveerib 4

Koostisained

Soola maitse järgi

Näputäis kurkumit

1 sidruni mahl

1kg/2¼lb kana, hakitud 12 tükiks

3,5 cm/1½ ingveri juur

8 küüslauguküünt

100 g/3½ untsi koriandri lehti, hakitud

3 rohelist tšillit

4 spl rafineeritud taimeõli

2 suurt sibulat, riivitud

½ tl garam masala

250 ml / 8fl untsi vett

meetod

- Sega sool, kurkum ja sidrunimahl. Marineerige kana selle seguga 30 minutit.
- Jahvata ingver, küüslauk, koriandrilehed ja tšilli ühtlaseks pastaks.
- Kuumuta potis õli. Lisa pasta koos riivitud sibulaga ja prae keskmisel kuumusel 2-3 minutit.
- Lisa marineeritud kana, garam masala ja vesi. Sega hästi ja hauta 40 minutit, sageli segades. Serveeri kuumalt.

Murgh Bharta

(Hautatud kana munaga)

Serveerib 4

Koostisained

4 spl rafineeritud taimeõli

2 suurt sibulat, peeneks viilutatud

500 g/1 nael 2 untsi kondita kana, tükeldatud

1 tl garam masala

½ tl kurkumit

Soola maitse järgi

3 tomatit, peeneks viilutatud

30 g/1 untsi koriandri lehti, tükeldatud

4 kõvaks keedetud muna, poolitatud

meetod

- Kuumuta potis õli. Prae sibulad keskmisel kuumusel pruuniks. Lisa kana, garam masala, kurkum ja sool. Prae 5 minutit.
- Lisa tomatid. Sega hästi ja keeda tasasel tulel 30-40 minutit. Kaunista koriandrilehtede ja munadega. Serveeri kuumalt.

Kana Ajowani seemnetega

Serveerib 4

Koostisained

3 spl rafineeritud taimeõli

1½ tl ajowani seemneid

2 suurt sibulat, peeneks hakitud

1 tl ingveripastat

1 tl küüslaugupastat

4 tomatit, peeneks hakitud

2 tl jahvatatud koriandrit

1 tl tšillipulbrit

1 tl kurkumit

1kg/2¼lb kana, hakitud 8 tükiks

250 ml / 8fl untsi vett

1 sidruni mahl

1 tl garam masala

Soola maitse järgi

meetod

- Kuumuta potis õli. Lisa ajowani seemned. Laske neil 15 sekundit pritsida.
- Lisa sibulad ja prae keskmisel kuumusel pruuniks. Lisa ingveripasta, küüslaugupasta ja tomatid. Prae 3 minutit, aeg-ajalt segades.
- Lisa kõik ülejäänud koostisosad. Sega korralikult läbi ja kata kaanega. Hauta 40 minutit ja serveeri kuumalt.

Spinati kana Tikka

Serveerib 4

Koostisained

1kg/2¼lb kondita kana, hakitud 16 tükiks

2 spl ghee

1 tl chaat masala*

2 spl sidrunimahla

Marinaadi jaoks:

100 g/3½ untsi spinatit, jahvatatud

50 g/1¾oz koriandrilehti, jahvatatud

1 tl ingveripastat

1 tl küüslaugupastat

200 g/7 untsi jogurtit

1½ tl garam masala

meetod

- Sega kõik marinaadi ained omavahel. Marineerige kana selle seguga 2 tundi.
- Määri kana gheega ja rösti 200°C ahjus (400°F, Gas Mark 6) 45 minutit. Puista peale chaat masala ja sidrunimahl. Serveeri kuumalt.

Jakhni kana

(Kashmiri stiilis kana)

Serveerib 4

Koostisained

3 spl rafineeritud taimeõli

1kg/2¼lb kana, hakitud 8 tükiks

400 g/14 untsi jogurtit

125 g/4½ untsi besaani*

2 nelki

2,5 cm/1 in kaneeli

6 pipratera

1 tl jahvatatud ingverit

2 tl jahvatatud apteegitilli

Soola maitse järgi

250 ml / 8fl untsi vett

50 g/1¾oz koriandrilehti, hakitud

meetod

- Kuumuta pannil pool õlist. Lisa kanatükid ja prae neid keskmisel kuumusel kuldpruuniks. Kõrvale panema.
- Vahusta jogurt besaaniga, et moodustuks paks pasta. Kõrvale panema.
- Kuumuta kastrulis ülejäänud õli. Lisa nelk, kaneel, pipraterad, jahvatatud ingver, jahvatatud apteegitill ja sool. Prae 4-5 minutit.
- Lisa praekana, vesi ja jogurtipasta. Sega hästi ja hauta 40 minutit. Kaunista koriandri lehtedega. Serveeri kuumalt.

Tšilli kana

Serveerib 4

Koostisained

3 spl rafineeritud taimeõli

4 rohelist tšillit, peeneks hakitud

1 tl ingveripastat

1 tl küüslaugupastat

3 suurt sibulat, viilutatud

250 ml / 8fl untsi vett

750 g/1 nael 10 untsi kondita kana, tükeldatud

2 suurt rohelist paprikat, julieneeritud

2 spl sojakastet

30 g/1 untsi koriandri lehti, tükeldatud

Soola maitse järgi

meetod

- Kuumuta potis õli. Lisa rohelised tšillid, ingveripasta, küüslaugupasta ja sibul. Prae keskmisel kuumusel 3-4 minutit.
- Lisa vesi ja kana. Hauta 20 minutit.
- Lisage kõik ülejäänud koostisosad ja küpseta 20 minutit. Serveeri kuumalt.

Pipar kana

Serveerib 4

Koostisained

4 spl rafineeritud taimeõli

3 suurt sibulat, peeneks hakitud

6 küüslauguküünt, peeneks hakitud

1kg/2¼lb kana, hakitud 12 tükiks

3 tl jahvatatud koriandrit

2½ tl värskelt jahvatatud musta pipart

½ tl kurkumit

Soola maitse järgi

250 ml / 8fl untsi vett

1 sidruni mahl

50 g/1¾oz koriandrilehti, hakitud

meetod

- Kuumuta potis õli. Lisa sibul ja küüslauk ning prae keskmisel kuumusel pruuniks.
- Lisa kana. Prae 5 minutit, sageli segades.
- Lisa jahvatatud koriander, pipar, kurkum ja sool. Prae 3-4 minutit.

- Valage vesi, segage hästi ja katke kaanega. Hauta 40 minutit.
- Kaunista sidrunimahla ja koriandri lehtedega. Serveeri kuumalt.

Kana viigimarjadega

Serveerib 4

Koostisained

4 spl rafineeritud taimeõli

2 suurt sibulat, peeneks hakitud

1 tl ingveripastat

1 tl küüslaugupastat

1kg/2¼lb kana, hakitud 12 tükiks

250 ml/8fl untsi sooja vett

200 g/7 untsi tomatipüree

Soola maitse järgi

2 tl linnaseäädikat

12 kuiva viigimarja, leotatud 2 tundi

meetod

- Kuumuta pannil õli. Lisa sibulad. Prae neid keskmisel kuumusel läbipaistvaks. Lisa ingveripasta ja küüslaugupasta. Prae 2-3 minutit.
- Lisa kana ja vesi. Kata kaanega ja hauta 30 minutit.
- Lisa tomatipüree, sool ja äädikas. Sega hästi. Nõruta viigimarjad ja lisa need kanasegule. Hauta 8-10 minutit. Serveeri kuumalt.

CPSIA information can be obtained
at www.ICGtesting.com
Printed in the USA
LVHW081526141222
735204LV00013B/509

9 781837 526383